新冠肺炎突发疫情的社区防控:组织与管理

周绿林 陶红兵 编著

U0341095

江苏大学出版社
JIANGSU UNIVERSITY PRESS

镇 江

图书在版编目（CIP）数据

新冠肺炎突发疫情的社区防控. 组织与管理 / 周绿林，陶红兵编著. — 镇江：江苏大学出版社，2020.4（2021.2 重印）

ISBN 978-7-5684-1357-2

Ⅰ.①新… Ⅱ.①周… ②陶… Ⅲ.①日冕形病毒－病毒病－肺炎－预防（卫生）－卫生管理 Ⅳ.①R563.101

中国版本图书馆 CIP 数据核字（2020）第 060364 号

新冠肺炎突发疫情的社区防控：组织与管理
Xinguan Feiyan Tufa Yiqing de Shequ Fangkong：Zuzhi yu Guanli

编　著/周绿林　陶红兵
责任编辑/常　钰
出版发行/江苏大学出版社
地　址/江苏省镇江市梦溪园巷 30 号（邮编：212003）
电　话/0511-84446464（传真）
网　址/http：//press. ujs. edu. cn
排　版/镇江市江东印刷有限责任公司
印　刷/镇江文苑制版印刷有限责任公司
开　本/890 mm×1 240 mm　1/32
印　张/6.625
字　数/192 千字
版　次/2020 年 4 月第 1 版
印　次/2021 年 2 月第 2 次印刷
书　号/ISBN 978-7-5684-1357-2
定　价/25.00 元

如有印装质量问题请与本社营销部联系（电话：0511-84440882）

编委会名单

顾　问：　朱怡良　新墨西哥大学医学院(美)

主　审：　鲍　勇　上海交通大学公共卫生学院

主　编：　周绿林　江苏大学管理学院
　　　　　陶红兵　华中科技大学医药卫生管理学院

副主编：　王　冬　南方医科大学卫生管理学院
　　　　　陆荣柱　江苏大学医学院
　　　　　夏　圣　江苏大学医学院

编　委：　(按姓氏笔画排名)
　　　　　王海荣　镇江市卫生健康委员会
　　　　　刘石柱　江苏大学管理学院
　　　　　朱新星　镇江市七里甸社区卫生服务中心
　　　　　许兴龙　江苏大学管理学院
　　　　　豆　月　镇江市京口区疾病预防控制中心
　　　　　邵　平　杭州师范大学医学院
　　　　　张心洁　江苏大学管理学院
　　　　　张　磊　江苏大学管理学院
　　　　　周丹橘　杜兰大学公共卫生学院(美)
　　　　　覃朝晖　徐州医科大学管理学院
　　　　　Nguyen Bich Ngoc　越南卫生部卫生战略和政策研究院(越)

前　言

一

　　2019 年 12 月以来，湖北省陆续发现了多名新型冠状病毒肺炎患者。随后，国内其他地区和国外大部分国家和地区也相继出现感染病例。2020 年 1 月 20 日，中华人民共和国国家卫生健康委员会将新型冠状病毒肺炎纳入《中华人民共和国传染病防治法》规定的乙类传染病，并采取甲类传染病的预防、控制措施。这次新冠肺炎疫情，是新中国成立以来在我国发生的传播速度最快、感染范围最广、防控难度最大的一次重大突发公共卫生事件。面对这一新型病毒，防控工作面临前所未有的巨大挑战和压力。

　　新冠肺炎疫情发生后，党中央高度重视，迅速做出部署，全面加强对疫情防控的集中统一领导，要求各级党委和政府及有关部门把人民群众生命安全和身体健康放在第一位，采取切实有效的措施，坚决遏制疫情蔓延势头。

　　疫情发生以来，全国卫生健康系统将防控疫情、救治患者作为头等大事，及时发布疫情和防控工作信息，提出落实"四早"和"四集中"的防治策略，组织制定病例诊治、应急监测、流行病学调查等方案，并结合实践不断完善。各省份都迅速建立了联防联控机制，按照属地化管理的原则，启动了应急响应，加强了城乡疫情防控的网格化管理。中央安排了 16 个省份采取"一省包一市"的方式对口支援湖北省，全国共有 31 个省份（含军队）的 330 多支医疗队、4 万多名医疗队员支援湖北疫情防控，广大医务人员发扬了"敬佑生命、救死扶伤、甘于奉献、大爱无疆"的崇高精神，舍小家为大家，英勇奋战在抗"疫"的最前线，为保护人民生命健康做出了贡献。经过不懈的努力，特别是采取了针对性强的防控措施，有效压低了流行高峰，削弱了流行强度，为全国乃至国际疫情防控赢得了时间。经过艰苦努力，目前疫情防控形势积极向好的态势正在拓展。

二

社区作为社会管理的基本单元，是居民工作、生活的重要场所，是防灾减灾、应对突发疫情的前沿阵地。发挥社区在应急救援中的作用，不仅可以让社区具备疫情发生时进行有效防控的能力，同时也可以通过改善社区综合环境的共同参与机制的达成，实现共建共治共享的社会治理格局，提升社区治理体系和治理能力现代化水平。

新冠肺炎疫情发生后，社区在防控过程中的作用日益受到党中央、政府部门和全社会的重视。习近平总书记在北京市调研指导新型冠状病毒肺炎疫情防控工作时强调，社区是疫情联防联控的第一线，也是外防输入、内防扩散最有效的防线。把社区这道防线守住，就能有效切断疫情扩散蔓延的渠道。习近平总书记主持召开中央全面深化改革委员会第十二次会议时强调，要健全公共卫生服务体系，优化医疗卫生资源投入结构，加强农村、社区等基层防控能力建设，织密织牢第一道防线。

在法律层面，《中华人民共和国传染病防治法》《突发公共卫生事件应急条例》等法律法规明确了社区在疫情防控中应该担任的职责：社区在疫情防控中应该担任组织力量、协助收集和报告疫情信息、分散隔离人群、落实防控措施、宣传教育等职责。

世界卫生组织（WHO）也在有关新型冠状病毒的技术指南中提出了风险沟通和社区参与策略，在临时指导文件《风险沟通和社区参与领域针对 2019 年新型冠状病毒（2019－nCoV）的准备状况和应对措施》中强调，让社区参与应对疫情工作并制定可接受和有益的干预措施，以阻止疫情进一步扩大，确保个人和群体均采取保护措施。2020 年 2 月 26 日，世界公共卫生联盟主席 Laetitia Rispel 致函中华预防医学会表示，联盟支持 WHO 的"三大重点"行动号召：优先保护医务人员；促进社区参与，保护最有可能罹患严重疾病的人，特别是老年人和有基础性健康疾病的人；保护最脆弱的国家。

以上表明，社区在疫情防控中的职责是使命使然，具有极其重要的地位和作用。

三

在本次疫情防控中，各地因地制宜制定了相应的社区防控机制，在疫情监测、排查、预警、防控等工作中起到了积极作用。然而，此次疫情还是暴露出我国社区疫情防控中存在的问题：一是过程缺失。当前我国社区疫情防控体系建立在疫情处理上而不是公共卫生管理上，着眼于疫情事件发生之后的应对，其过程更多地放在从疫情发生到结果的处理上，其体制特征是消极被动的反应。二是协同缺位。当前的疫情防控主要靠政府主导，非政府和社会的共治机制缺失。这种应对机制往往造成政府不堪重负、疲于奔命、反应迟钝，势必会降低疫情防控的效率和效果。

重大传染病疫情具有成因复杂、初期隐匿不易察觉、传播广泛、影响具有非结构性等特点，疫情的发生发展处于广泛联系、相互链接、动态发展的复杂过程中，为此疫情的应对不能只着眼于疫情暴发后的救援与处置，其治理机制应贯穿于疫情发生发展的各个阶段，不仅有疫情暴发后的"疫情应对"机制，还应有常规化、制度化的"日常防备"机制。

"疫情应对"是在疫情暴发后，通过先期处置，对疫情进行及时救援与报送，并对疫情进行分类分级，迅速、准确地收集有关信息，通过信息传达处理与分析确立所采取的响应方式，启动应急指挥和协调联动，利用保险、救助、慈善等手段对群众进行经济、心理与社会的救助和重建。"疫情应对"机制主要包括科学分类管理、从严限制居民出入、全员参与防控、社区管理人员培训、关键卡口严管控、社区盲点全覆盖、防控知识宣传、全方位监督等内容。

"日常防备"工作的重点旨在确认病源要素并构建一系列管理措施，通过沟通、评估、预警来了解病源可能及其潜在影响，从文化层面提升社区应急管理认知，并尽可能地消解由传染疫情的暴发造成的无序与混乱，通过编制预案、培训演练、组织建设等，对各类资源体系进行分类与整合。同时，还应注重防控知识宣传，通过电视广播、横幅标语、流动宣传车、小喇叭等传统形式，以及各城市 APP、微信公众号、小视频等网络媒体，宣传基本知识、防控要点、法律常识等。

四

《中共中央关于全面深化改革若干重大问题的决定》在"改进社会治理方式"中明确指出："坚持系统治理，加强党委领导，发挥政府主导作用，鼓励和支持社会各方面参与，实现政府治理和社会自我调节、居民自治良性互动。"但如何真正实现"政府治理和社会自我调节、居民自治良性互动"，充分发挥社区在疫情防控中的重要作用，这需要在理论研究和实践工作中不断总结和完善。这次的新冠疫情，给我国社会治理造成了巨大压力，带来了巨大挑战。应当通过改善社区综合环境的共同参与机制的达成，实现共建共治共享的社会治理格局，提升社区治理体系和治理能力现代化水平。

强化组织领导，充分发挥基层党组织引领作用。针对本次疫情防控，中共中央印发了《关于加强党的领导、为打赢疫情防控阻击战提供坚强政治保证的通知》，特别强调要广泛组织基层党组织和党员落实联防联控措施，要坚持党建引领，切实提高疫情防控的科学性和有效性。面对严峻而又复杂多变的疫情形势，充分发挥基层党组织引领作用，就是指基层党组织要在社区疫情防控中总揽全局、把握方向、整合力量、统筹各方，必须肩负防控主体责任和领导责任，充分发挥党组织坚强堡垒和党员先锋模范作用。

运用现代手段，培育社区利益共同体意识。在面对重大疫情时，应该着力培育社区利益共同体意识，要以社会主义核心价值观引领社区利益共同体意识建设，大力弘扬中华民族优秀传统文化，提高社区群众参与社区防控的积极性，培育社区群众互助和谐的社区精神。在疫情防控的特殊时期，可以充分运用现代信息化手段，一方面可探索将人工智能、大数据等服务用于社区管理；另一方面可利用QQ、微信、微博等社交媒介搭建宣传平台和居民互动交流平台等，这不仅可以拓宽居民对疫情防控工作的了解渠道，还可以增进居民之间的感情和对社区的认同感，从而帮助社区居民了解、支持和配合社区疫情防控工作，减小疫情防控工作中不必要的工作阻力。

落实群防群治，广泛动员社区群众参与。社区在重大疫情防控中有担任组织力量、团结协作、群防群治等职责。在本次抗击新型冠状病毒疫情的斗争中，中央也明确要求"广泛动员群众、组织群众、凝聚群众，全面落实联防联控措施，构筑群防群治的严密防线"。然而，基层社区作为疫情防控的主要力量，受到人员配置不足、任务量大等现实条件制约，因此需要充分利用现有的制度优势和组织资源，广泛动员社区群众成为志愿者并组织他们群防群控、相互监督。这既可以帮助社区群众理解、配合、参与社区疫情防控，也可以有效阻止新冠病毒蔓延、扩散，控制疫情发展。

开展联防联控，实现社区精细化防控。社区是疫情联防联控的第一线，在面对新冠病毒肺炎疫情，基层社区缺乏疫情防控的经验、能力及专业指导的情况下，我们要整合基层各方力量，快速建设一支专兼职防控队伍，分工合作、协同发力。基层医疗卫生机构是我国医疗卫生服务体系的第一线，因此社区首先应该与基层医疗卫生机构、家庭医生团队相互配合，开展社区防控工作。为保证全方位无死角的疫情防控工作，社区还需整合疾控、公安、城管、市政、民政等多部门力量，多方力量有机配合，共同承担起联防联控的重要责任。同时要科学防控、精细化防控，最大程度地消除疫情防控的"盲区"和"死角"。通过精细管理，打赢疫情防控长期阻击战。

落实环境整治，大力开展爱国卫生运动。社区是居民生活的基本空间，因此落实环境整治、开展爱国卫生运动是与社区群众健康息息相关的大事，可以有效阻止传染源、切断传染途径、避免交叉感染。作为防疫抗疫的前沿阵地，社区应首先严格对公共空间和人群极易聚集的公共场所进行清洁、消毒和通风处理，改善环境卫生状况，阻止病毒传播；对于居民家庭内部消毒，社区应首先对群众做好健康教育工作，可通过"线上"平台全面多方位加强新冠病毒肺炎预防知识宣传工作，引导居民科学预防、注重个人卫生，并在"线下"指导居民家庭做好环境清洁、开窗通风等基本防控措施。

借鉴国际经验，扩大国际和地区合作。传染病是人类健康的一大威胁，很多旧的传染病的治疗方法还没找到，新的传染病又出现，在应对新型冠状病毒这一问题上，全球应该加强合作，放弃思想上和政治上的分歧，一起战胜病毒。从 2003 年暴发 SARS以来，我国在社区防护防疫体制的完善方面采取了许多有益措施。2020 年 2 月 5 日世界卫生组织（WHO）宣布启动全球准备应对计划，即快速启动国际协作和行动支援。今后还需要继续同WHO 保持良好沟通，同有关国家分享防疫经验。

五

本书由江苏大学出版社社长施康先生发起，江苏大学、华中科技大学、南方医科大学等国内外医学、公共卫生学、卫生应急管理专家学者，以及疾控中心一线工作者积极响应，共同编写而成。美国新墨西哥大学医学院朱怡良教授、上海交通大学鲍勇教授欣然同意分别担任本书顾问和主审，他们对本书构架和内容提出了许多真知灼见。

　　这本书是在特定的时期、特定的情境下完成的。作者们的用功和编辑们的辛劳自不待说，我的研究生范梦颖、郑晶晶、刘立安等同学做了大量校对工作。想说的话很多，想要感谢的人很多。其实真正要感谢的是那些战斗在抗"疫"一线的英雄们，特别是那些支援湖北的逆行者们，以及响应政府号召居家多日的普通百姓，是大家的支持和坚守才出现今天良好的抗"疫"局面。

　　限于时间和水平，书中不当和疏漏之处在所难免，恳请读者、学者和同仁批评指正。如果本书的出版能够为此次疫情防控及以后可能发生的突发公共卫生事件防控发挥一点点作用，我们也就感到莫大欣慰了！

周绿林

2020 年 2 月 28 日

目　录

第一章 新型冠状病毒及COVID-19流行情况

2019年12月，我国湖北省发现了新型冠状病毒（severe acute respiratory syndrome coronavirus 2，SARS-CoV-2）感染性肺炎（coronavirus disease 2019，COVID-19）病例，随后，该病毒感染病例陆续在国内其他省市，以及国外多个国家和地区被发现。新型冠状病毒是指21世纪以来新发现的一类可感染人，并引起严重急性呼吸道综合征（severe acute respiratory syndrome，SARS）的冠状病毒科单股线性正链RNA病毒。目前已经报道的新型冠状病毒有三种：① 2002年底首先在中国广东发现，引起"非典型肺炎"的SARS-CoV（severe acute respiratory syndrome coronavirus，SARS-CoV）；② 2012年在沙特阿拉伯发现，引起"中东呼吸综合征"的MERS-CoV（middle east respiratory syndrome coronavirus，MERS-CoV）；③ 2019年底在中国湖北发现，引起COVID-19的SARS-CoV-2。这三种新型冠状病毒流行引起的呼吸道综合征，以SARS-CoV-2流行区域最大，感染人数最多，致死亡人数最多。

第一节 冠状病毒及新型冠状病毒（SARS-CoV-2）的概念

冠状病毒是不同属，甚至不同群，但有着共同的、典型的呈日冕型冠状突起的、单股线性正链RNA病毒的总称。自该病毒被发现、鉴定至今，已发现了多种不同特性的冠状病毒，其中，大部分冠状病毒主要感染动物，少数可引起人类的感染。

一、冠状病毒

冠状病毒的英文全称是 Coronavirus，简写为 CoV。其中，Coronavirus 是由 Corona（冕、冠）＋Virus（病毒）组合而成。该病毒是一类具有囊膜、不分节段的单股线性正链 RNA 病毒，属于巢病毒目（*Nidovirales*）冠状病毒科（*Coronaviridae*）。病毒的基因组 5′端具有甲基化的帽状结构，3′端具有 Poly A 尾，基因组全长 27-32kb，是目前已知 RNA 病毒中基因组最大的病毒。

冠状病毒的颗粒直径为 60 ～ 200nm，平均直径为 100nm，镜下形态呈球形或椭圆形，具有多形性。病毒有包膜，包膜上存在棘突，整个病毒像日冕，不同冠状病毒的棘突有明显的差异（如图 1-1）。在冠状病毒感染细胞内有时可以见到管状的包涵体。

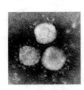

冠状病毒　　　　　冠状病毒　　　　　　日冕
电子显微镜照　　　　模型

图 1-1　冠状病毒

该病毒于 1937 年从鸡身上首次分离得到。1965 年，Tyrrell 等用人胚气管培养方法，从普通感冒患者鼻洗液中分离出一株人的冠状病毒，命名为 B814 病毒。随后，1966 年 Hamre 等用人胚肾细胞从患上呼吸道感染的轻症患者中分离到类似病毒，将其命名为 229E 病毒。1967 年，Mclntosh 等用人胚气管培养从急性上呼吸道感染患者中分离得到几株类似病毒，其代表株是 OC43。1968 年，Almeida 等在电子显微镜下观察这类病毒的形态时，发现其病毒的包膜上有形状类似日冕（solar corona）的冠状棘突

（如图 1-1），并建议其命名为"冠状病毒"。1975 年国际病毒命名委员会对其正式命名，并将其归属于冠状病毒科（*Coronaviridae*）的冠状病毒亚科（*Subfamily Coronavirinae*）。根据病毒的血清学特点和基因核苷酸序列的差异，该亚科病毒又分为 α、β、γ 和 δ4 个属，其中 β 属冠状病毒又可分为 A、B、C 和 D4 个独立的亚群。

冠状病毒感染在全球分布较广泛，英国、美国、德国、日本、俄罗斯、芬兰、印度及中国等均发现了该病毒的感染案例。通常，该病毒引起的感染主要发生在冬季和早春，其在自然界的感染宿主主要是禽类和哺乳类动物。其中，α、β 属冠状病毒的感染宿主多为猪、猫、狗、牛、兔、鼠、蝙蝠等；γ、δ 属冠状病毒的感染宿主多为鸡、鸭、鸽子等禽类。病毒感染后，可引起动物发生亚临床型感染或有临床表现的肺炎、肠炎、肝炎、脑脊髓炎等。在新型冠状病毒 SARS-CoV-2 被鉴定前，该科中已有包括 SARS 在内的 6 种冠状病毒已明确可引起人类感染，即属于 α 属的冠状病毒 HCoV-229E、HCoV-NL63，属于 β 属的冠状病毒 HCoV-OC43、HCoV-HKU1、SARS-CoV、MERS-CoV。人类对于此类病毒普遍易感，并可形成人与人间的传播。其潜伏期为 2～5 天，高发于冬春季，呈季节流行的特点。这些病毒中的大部分对于人类的致病性较弱，其中，HCoV-229E、HCoV-NL63、HCoV-OC43、HCoV-HKU1 等冠状病毒可引起人的上呼吸道感染，表现为感冒等轻微呼吸道症状。资料表明，全球人的普通感冒中由此四类冠状病毒引起的上呼吸道感染比例占到 10%～30%，仅次于鼻病毒。而 SARS-CoV 和 MERS-CoV 是可引起患者发生严重呼吸综合征的冠状病毒。SARS-CoV 于 2002 年底在中国广东被发现，人群普通易感，尤以 SARA 感染患者为主要传染源，潜伏期为 2～10 天，引起严重的急性呼吸综合征。MERS-CoV 于 2012 年 9 月在沙特阿拉伯被发现，人群也普通易感，但人与人间的传播能力有限。有报道称单峰骆驼是其主要储存宿主和主要传染源，潜伏期为 2～10 天，MERS-CoV 感染早期可出现与 SARS 相似的临床症状。

二、新型冠状病毒（SARS-CoV-2）

2019 年 12 月，针对陆续发现不明原因的病毒性肺炎病例，国内多家专业研究机构利用二代测序技术（NGS），结合病毒细胞培养等方法，对多例不明原因重症肺炎患者支气管肺泡灌洗液（BAL）等样本中的病原体进行基因组测序和电镜形态学检测。结果发现，该病毒的基因组序列与已公开的 SARS 样冠状病毒的基因组有高度同源性，而且 β 属的冠状病毒基因保守区的检测阳性。对用人呼吸道上皮细胞培养成功分离的病毒进行电镜检测的结果同时表明，该病毒镜下呈现典型的冠状病毒形态。进一步的病毒谱系分析显示，该病毒与前述的 SARS-CoV、MERS-CoV 并不相同。因而，初步确定该不明病原是一种尚未在人类中发现的新型冠状病毒，是可以感染人类的冠状病毒科中的第七个成员，并将其初步命名为 2019 noval Coronavirus，2019-nCoV。2020 年 2 月 11 日，世界卫生组织总干事谭德塞博士在记者会上宣布，将此新型冠状病毒感染性肺炎命名为"COVID-19"。同日，国际病毒分类委员会冠状病毒研究小组（CSG）根据病毒分类命名原则，将此新型冠状病毒正式命名为"SARS-CoV-2"。

第二节　新型冠状病毒（SARS-CoV-2）的特性

新型冠状病毒 SRAR-CoV-2 在生物学特性上呈现出典型的冠状病毒的生物学基本特性。但作为一种新的未知冠状病毒，尚有许多未被人们所认识的、其自身特有的病毒特性，这些特性与该病毒特有的感染性、致病性，以及引起的流行特点密切相关。

一、SARS-CoV-2 的基本特性

（一）病毒形态

SARS-CoV-2 呈球形或类球形，常为多形性，直径 60 ~ 140nm，有包膜，其包膜上有明显的间隔排列的刺突，刺突大小为 9 ~ 12nm，形态如日冕，呈现出冠状病毒科的典型形态（如图 1-2A）。SARS-CoV-2 感染上皮细胞后，可使细胞产生细胞病变效应或形成包涵体（如图 1-2B）。体外利用人呼吸道上皮细胞培养时，96 小时后镜下即可发现病毒或细胞病变；SARS-CoV-2 病毒也可在非洲绿猴肾细胞系 Vero E6 或人肝癌细胞 Huh-7 中复制。当利用此类细胞培养该病毒时，需要 6 天才能在镜下细胞中见到病毒颗粒或细胞病变。细胞病变在镜下表现为细胞圆缩、聚集、折光性下降、脱落等。

（二）病毒的耐受性

目前认为，SARS-CoV-2 病毒对紫外线和热敏感，56℃ 30 分钟、乙醚、75% 乙醇、过氧乙酸、氯仿和含氯消毒剂均可将其有效灭活。在干燥环境中，SARS-CoV-2 病毒可存活 48 小时，日常空气中 2 小时后活力明显下降。

（三）病毒基因组及其编码蛋白

对于该病毒的全基因组序列测序现已完成。中国国家基因组科学数据中心于 2020 年 1 月 22 日正式发布 2019 新型冠状病毒信息库中收录的 5 株 2019 新型冠状病毒（SARS-CoV-2）基因组序列，并实现与美国 NCBI 核酸数据库 GenBank 数据同步，与全球共享。从已公开的数据来看，该病毒核酸为线性正链单股 RNA，其长度约为 3000 核苷酸，有 5′甲基化帽状结构和 3′ Poly A 尾，有至少 6 个开放编码区。其编码的主要蛋白有（如图 1-2C）：① 刺突糖蛋白（spike，S 蛋白）：组成病毒颗粒表面有球棒状的突出部分，属于 I 型跨膜蛋白；② 血凝素-酯酶蛋白（hemagglutinin-esterase，HE 蛋白）：β 冠状病毒属（新型冠状病毒）的结构蛋白，属于 I 型跨膜蛋白；③ 膜糖蛋白（membrane glycopro-

tein，M 蛋白）：M 蛋白通过 3 个跨膜结构域嵌入病毒包膜里；
④ 包膜蛋白（envelope protein，E 蛋白）：E 蛋白为跨膜蛋白。
SARS-CoV-2 也可编码 N 核衣壳蛋白（nucleocapsid protein）和
多种独特复制转录酶。其中，刺突糖蛋白 S 有 S1 和 S2 两个功能
亚单位。S1 的功能是促进病毒与宿主细胞受体互作区（RBD 区）
的结合。当其与人呼吸道上皮细胞膜表面的血管紧张素转化酶 2
（angiotensin converting enzyme 2，ACE-2）受体蛋白结合后，即可
感染人呼吸道上皮细胞。M 蛋白有保持病毒形态和连接 N 蛋白的功
能；E 蛋白则和病毒的聚集、释放有关；N 核衣壳蛋白可与病毒
RNA 结合。由于 SARS-CoV-2 病毒复制转录酶的校正功能缺失，
SARS-CoV-2 在复制过程中易发生基因突变。

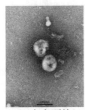
A 病毒颗粒
（病毒膜上可见
冠状棘突）

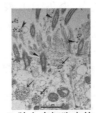
B 肺上皮细胞中的
病毒颗粒（箭头所指）
（图源自 *N Engl J Med* 2020）

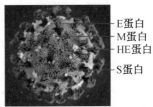
—E蛋白
—M蛋白
—HE蛋白
—S蛋白

C SARS-CoV-2
病毒模式图
（图源自美国CDC网站）

图 1-2　新型冠状病毒（SARS-CoV-2）

二、SARS-CoV-2 的类属

有学者通过对病毒基因序列的比对分析，发现 SARS-CoV-2
与两种蝙蝠源性 SARS 样冠状病毒 bat-SL-CoVZC45 和 bat-SL-
CoVZXC21 的同源性较高，同一性可达 88%。其中，在 5 个基因
区域（E，M，7，N 和 14）中，序列同源性甚至大于 90%，在 E
基因中最高（98.7%）。SARS-CoV-2 与另两种引起呼吸道重症
的 SARS-CoV 和 MERS-CoV 的同一性稍差，分别为约 79% 和约
50%。因此，从该病毒的系统发育分析来看，SARS-CoV-2 与
SARS 病毒具有亲缘性，也属于 β 属冠状病毒的 Sarbecovirus 亚型

（B 群），但并非同一种病毒，二者存在明显区别。SARS-CoV-2
的类属如图 1-3 所示。

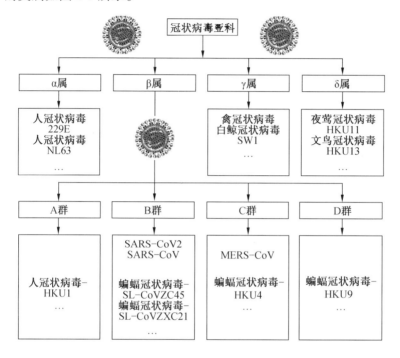

图 1-3　SARS-CoV-2 的类属

另外，基因序列分析显示，SARS-CoV-2 编码的刺突蛋白较
蝙蝠 SARS 样冠状病毒、SARS-CoV 和 MERS-CoV 的刺突蛋白更
长。包膜棘突蛋白 S 是介导病毒与宿主细胞受体结合和膜融合的
重要组分，对于确定病毒感染的宿主的向性和传播能力至关重
要。冠状病毒的 S 蛋白在功能上分为负责受体结合的 S1 结构域
和负责细胞膜融合的 S2 结构域。对冠状病毒不同谱系病毒受体
结合域的系统发育分析发现，尽管在全基因组水平上 SARS-
CoV-2 更接近 bat-SL-CoVZC45 和 bat-SL-CoVZXC21，但 SARS-
CoV-2 的受体结合域与 SARS-CoV 更接近，表明 SARS-CoV-2 具
有与 SARS-CoV 类似的受体结合区域结构，能够与人类的 ACE-2

受体结合，且显示出较 SARS-CoV 有更强的结合力。对新型冠状病毒刺突蛋白进行的结构分析发现，新型冠状病毒与 ACE-2 的结合力比 SARS-CoV 强 10～20 倍，并提示两种病毒之间三级结构存在差距。这一结果也从侧面证明 SARS-CoV-2 与 SARS-CoV 是不同的冠状病毒。

三、SARS-CoV 和 MERS-CoV 简介

（一）SARS-CoV

2002 年底我国香港和广东地区首次发现一种病毒感染的暴发流行，临床表现为以非典型肺炎为特征的严重急性呼吸综合征（severe acute respiratory syndrome，SARS）。该病毒可通过飞沫和接触传播，传染性强。临床病理检查表明，SARS-CoV 可感染肺上皮细胞，主要临床表现为高热、全身酸痛、干咳、无痰或少痰，重症患者出现呼吸窘迫和肺实变，病死率约 10%。2003 年 3 月 22 日，香港大学最先宣布从相关样本中分离出 SARS-CoV。4 月 12 日，加拿大 BC 肿瘤研究所基因组科学中心首先完成了该病毒的全基因组测序。4 月 16 日，世界卫生组织（WHO）正式对其命名，命名为 SARS 冠状病毒（SARS coronavirus，SARS-CoV）（见图 1-4）。SARS-CoV 的核酸为线性正链单股 RNA，长 27-31kb。该病毒可通过呼吸道分泌物排出体外，经口液、喷嚏、接触传染，并通过空气飞沫传播，感染高峰在秋冬和早春。有研究表明，蝙蝠可能是 SARS-CoV 的储存宿主，果子狸则是其传染源和中间宿主。该病毒对热敏感，紫外线、来苏水、0.1% 过氧乙酸等都可在短时间内将该病毒杀死。

（二）MERS 冠状病毒（MERS-CoV）

2012 年沙特阿拉伯首次发现高致病性冠状病毒感染引起的中东呼吸综合征（middle east respiratory syndrome，MERS），主要临床表现为高热、咳嗽、气促、胸痛、头痛、全身肌肉关节酸痛、乏力和食欲减退等症状，部分患者发展为严重的急性呼吸综合征，病死率高达 30%～35%。2012 年 6 月，该病毒由病毒学家

Zaki A. M. 从沙特阿拉伯 Jaddah 市一例 60 岁急性肺炎伴肾功能衰竭患者的呼吸道上皮细胞中首次分离。MERS-CoV 是第一种感染人的 C 亚群 β 冠状病毒，其基因组长约 30kb，包含至少 10 个开放读码框（见图 1-4）。与 SARS-CoV 和 SARS-CoV-2 通过 ACE-2 受体感染宿主细胞不同，MERS-CoV 通过 CD26 结合宿主细胞。MERS-CoV 以飞沫传播、密切接触传播为主，在家庭成员、患者和医护人员之间的感染性较高。中东单峰骆驼可能是其传染源和中间宿主。因此，疫情期间，WHO 建议避免与骆驼接触，避免饮用生鲜骆驼奶或接触骆驼尿，或者食用未经过适当烹饪的肉类。因其中间宿主有地域性，该病毒的流行区域有限，仅 2014 年在沙特阿拉伯和 2015 年在韩国发现小规模暴发流行后，未再有 MERS-CoV 在人群中流行的报道。中国首例输入性中东呼吸综合征病例于 2015 年 5 月 29 日在广东确诊。

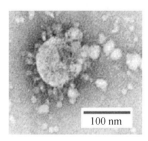
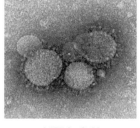

SARS-CoV   MERS-CoV

图 1-4　SARS 冠状病毒和 MERS 冠状病毒
（图源自美国 CDC 官方网站）

第三节　新型冠状病毒肺炎（COVID-19）的流行情况

新型冠状病毒肺炎（COVID-19）是由新型冠状病毒 SARS-CoV-2 感染后引起的急性严重呼吸道综合征。来自世界卫生组织

（World Health Organization，WHO）的资料显示，截止 2020 年 4 月9日，全球范围内各国向 WHO 报告了 143.6 万例确诊病例，死亡人数超过 8.5 万。尽管 COVID-19 病例早在 2019 年 12 月底即被发现并鉴定，但到目前为止，引起 COVID-19 的 SARS-CoV-2 病毒的来源和起始地尚不清楚。

一、新型冠状病毒肺炎（COVID-19）的国内流行情况

现有的 COVID-19 回溯性研究资料表明，国内首例 COVID-19 有症状病例出现在 2019 年 12 月 8 日。自此，国内部分医疗机构陆续出现不明原因的病毒性肺炎病例，病例临床表现主要为发热，少数患者呼吸困难，胸片呈双肺浸润性病灶。感染病毒的人会出现不同程度的症状，有的只是发烧或轻微咳嗽，有的会发展为肺炎，有的则更为严重甚至死亡。对该类患者进行的常规呼吸道病原学检测皆为阴性。因此，在排除流感、禽流感、腺病毒感染等常见呼吸道病毒感染的情况下，经从病情、治疗转归、流行病学调查、实验室初步检测等方面情况综合分析，初步认定此不明原因的肺炎病例系一种新发的病毒性肺炎。鉴于此，中国政府于 12 月 31 日向 WHO 报告了此病因不明肺炎病例。国内有关科研机构和中国疾病预防控制中心等单位合作攻关，获得了该病毒的全基因组序列，并分离培养出该病毒。结合电镜下呈现的典型冠状病毒形态和病毒基因组序列分析，于 2020 年 1 月 7 日确定其为一种与 SARS 有亲缘关系的新型冠状病毒。随后，1 月 12 日，世界卫生组织（WHO）发布该病毒的正式名称"2019 新型冠状病毒"，简称 2019-nCoV。尽管该病毒感染后呈现的致死率较 SARS 和 MERS 感染后低，但从该病毒感染肺炎出现地域的扩张速度和病例数量的增加量来看，其传播力更强，治疗周期也更长。鉴于此，2020 年 1 月 20 日我国国家卫生健康委员会将该病毒感染的肺炎纳入《中华人民共和国传染病防治法》规定的乙类传染病，并采取甲类传染病的预防、控制措施。

国家卫生健康委员会公开数据显示，自 2020 年 1 月 11 日至

2020 年 2 月 27 日间的每日新增确诊和每日新增疑似病例在 1 月 26 日至 2 月 16 日间相对较高，是一个相对高发的时间区间。在 2 月16 日之后，新增确认和疑似病例均明显下降（见图 1-5），表明该疾病的流行得到了较好的控制。另外，中国疾病预防控制中心对国内上报的 72314 例（截至 2020 年 2 月 11 日）COVID-19 病例进行了疾病流行病学特征和其中的 44672 例确诊病例进行了流行曲线分析，结果显示，在 2019 年 12 月 8 日至 2020 年 2 月 11 日期间，国内上报的 COVID-19 的发生高峰在 1 月 23 日至 2 月 1 日间，而诊断高峰（咽拭子样本的病毒核酸检测）则在 2 月 3 日至 2 月 10 日间。诊断高峰与发生高峰间有滞后效应。在此时间区间后，国内的确诊病例数呈明显下降趋势（参见《美国医学会杂志》*Journal of the American Medical Association*，JAMA，2020 年 2 月）。同时，该资料中也对确诊病例（44672 例）的患者年龄分布进行了分析。结果显示，87% 的患者年龄在 30～79 岁，8% 的患者在 20～29 岁，高于 80 岁的患者比例为 3%。确诊病例中 81% 的患者疾病程度为轻度，14% 的患者为重度，仅 5% 的患者为危重。确诊病例中的病死率为 2.3%，但在年龄大于 80 岁患者中的病死率高达 14.8%，年龄在 70～79 岁的患者的病死率为 8%，而危重症患者的病死率为 49%。这个结果显示出高龄患者和危重症患者呈现出较高病死率的特点。

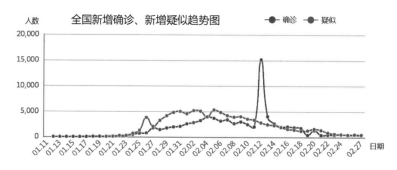

图 1-5　全国 COVID-19 疫情趋势图

（截至 2020 年 2 月 27 日）数据源自国家卫健委统计公开数据

在此之后，自 2020 年 3 月上旬起，国内 COVID-19 的流行呈现新增发病人数持续下降的趋势，疫情总体保持在较低水平。这表明从 COVID-19 发生后，我国国内的联防联控策略取得了较好的防控效果。但随着国外 COVID-19 的大规模流行和国内各地陆续进行复工、复产，国内 COVID-19 的流行呈现出新的趋势和特点，即回国人员的大量流入导致境外输入性病例数增加明显。同时，随着全国复工、复产的进行，有地方开始出现散发的因聚集而致感染的 COVID-19 病例。这些新的流行特点也促使国内的联防联控策略开始转向包括重点防控、主动预防与定向检测相结合的更为精准的防控模式。

二、新型冠状病毒肺炎（COVID-19）的国际流行情况

新型冠状病毒肺炎不仅在中国，在国际也引起了广泛的流行。自 WHO 于 2020 年 1 月 30 日宣布将 COVID-19 的发现列为"国际关注公共卫生突发事件"（public health emergency of international concern，PHEIC）后，1 月 13 日，泰国公共卫生部报告该国发现该国首例新型冠状病毒感染的肺炎病例。1 月 16 日，日本也确认其国内出现首例新型冠状病毒感染病例。1 月 21 日，美国疾病预防与控制中心（CDC）公布了美国境内首例新型冠状病毒感染的肺炎病例。自此之后，随着全球对 COVID-19 检测面的扩大，陆续有国家发现有 COVID-19 的流行。随着新冠病毒在全球其他国家的暴发，在基于对 SARS-CoV-2 病毒威胁和 COVID-19 疫情风险进行综合评估的基础上，WHO 于 2020 年 3 月 11 日将 COVID-19 定性为全球大流行。WHO 公开的数据显示，全球各洲主要国家和地区都出现了 COVID-19 确诊病例，截至 2020 年 4 月 9 日，共计确诊病例数达 143.6 万，其中，4 月 9 日当日新增确诊 82837 例（见图 1-6）。亚洲和大洋洲国家中除中国外，主要是韩国、澳大利亚和日本的确诊总病例数多，分别为 10423 例、6052 例和 4768 例；其中，当日新增确诊数分别为 39 例、96 例和 511 例。欧洲国家中，西班牙、意大利、德国、法国和英国确诊的总

病例数居前五位，分别为 146690 例、139422 例、108202 例、81095 例和 60737 例；其中，当日新增确诊数分别为 6180 例、3836 例、4974 例、3869 例和 5491 例。伊朗是中东地区疫情最严重的国家，该国的总确诊人数为 64586 例。在北美地区，病例数最多的国家是美国，总的确诊人数为 395030 例，其中，4 月 9 日美国新增病例数为 31709 例。从此 WHO 公布的数据来看，截至 2020 年 4 月 9 日，COVID-19 在欧美各主要国家中仍呈疾病流行态势。同时，此数据也显示，自 COVID-19 流行以来，全球因受到国家间文化差异，以及政治、经济等多因素的影响，各国在疫情流行的防控上采取的措施有所差异，取得的防控效果也各不相同。但从全球已取得的 COVID-19 防控经验上看，各国能否在短时间内取得对 COVID-19 流行的有效控制，将取决于其能否有效控制传染源、切断传播途径、开发疫苗与应用，以及群体免疫力的强弱等多种因素。

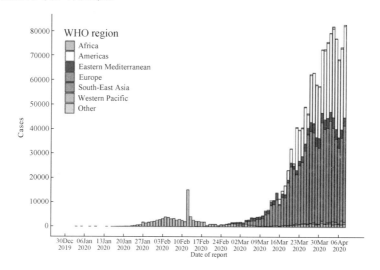

图 1-6　全球 COVID-19 确诊病例分布图

数据来自 COVID-19 situation report-80（WHO）

第四节　新型冠状病毒（SARS-CoV-2）的传播途径和易感人群

一种传染性疾病要完成在人群中的流行，需要 3 个完整的环节，即传染源、传播途径、易感人群。只有这 3 个要素同时参与并形成传染环路，才能引起该疾病的流行。若在 SARS-CoV-2 流行期间，加强对传染源头的检测，并控制传染源，通过多种措施齐抓共管，切断传播途径，保护易感人群，将会有效地预防和控制 COVID-19 的流行。

一、SARS-CoV-2 的传染源

SARS-CoV-2 的传染源主要指携带并能排出 SARS-CoV-2 病毒的人或动物。其中，人包括有症状的 COVID-19 患者、处于潜伏期或健康的病毒携带者，甚至是治愈的患者。已有确切的数据证明，COVID-19 患者是重要的传染源。

从病毒侵入机体，到临床症状出现的这段时间称为潜伏期。从现有的流行病学研究资料来看，从 SARS-CoV-2 感染，到患者出现 COVID-19 的临床体征，平均潜伏期为 5 天，最长可达 14 天。因此，无症状的潜伏期 SARS-CoV-2 病毒携带者是传播新型冠状病毒的重要传染源。2020 年 1 月，有研究人员曾对一个不明原因肺炎就诊的七口之家进行遗传分析研究，发现该家庭可能存在四代传播的现象。此家庭中最近有旅行史的 5 人中发现 2019-nCoV，同时在另一个并未同行的家庭成员中也发现了同样的病毒，只有一个孩子未被感染。值得注意的是，另一名感染 2019-nCoV 的孩子并未表现出临床症状，这进而提示携带者可能在不知道自己被感染的情况下，成为在社区内传播疾病的传染者。另外，也有曾在已治愈者的痰液中检测出高载量 SARS-CoV-2 病毒的报道，这提示已治愈的 COVID-19 患者也有成为潜在传染源的

可能性。

冠状病毒在自然界中广泛存在，种类多样，可以感染多种哺乳动物及鸟类。从 SARS-CoV-2 的基因组序列分析结果看，其基因组序列与蝙蝠的基因组序列有高度同一性。但 SARS-CoV-2 是否来源于动物，来源于何种动物，仍有待进一步的溯源性研究。

二、SARS-CoV-2 的传播途径

病毒等病原体从宿主体内排出，通过空气、气溶胶、水、食物、昆虫、土壤、宿主的血、性行为、母乳等途径进入新宿主前的过程，称为传播途径。

流行病学调查结果提示，SARS-CoV-2 病毒可在人与人之间进行传播。其传播途径有 3 条（如图 1-7）：① 通过近距离呼吸道飞沫传播。SARS-CoV-2 病毒可通过被感染者咳嗽、打喷嚏或说话时产生的飞沫直接传播给下一个易感者。目前，对于新冠病毒在体外的存活时间尚无准确的数据。但根据冠状病毒的特性推测，该病毒可在干燥的环境中存活 48 小时，但有效的通风可使病毒活力下降。因而，根据现有的预防规范，要避免此类传播，通常建议人与人之间要间隔 1.5 ~ 2 米的距离，以避免近距离的呼吸道飞沫传播。② 通过紧密接触传播。易感人群可通过触摸被 SARS-CoV-2 病毒污染的表面或接触患者呼吸道分泌物污染物，然后接触自身眼睛、鼻子和嘴巴而感染。③ 当人处于相对封闭的环境中，长时间暴露于高浓度气溶胶的环境下，存在经气溶胶传播的可能。气溶胶是指悬浮在气体介质中的固态、液态或固液混合态颗粒组成的气态分散系统，而微生物气溶胶通常指含有病毒或细菌等病原体的气溶胶，按其病原组分可分为病毒气溶胶、细菌气溶胶和真菌气溶胶。其中，病毒气溶胶粒径为 0.02 ~ 0.3μm，细菌及真菌等气溶胶粒径范围在 0.3 ~ 100μm。与疾病有关的微生物气溶胶直径主要集中在 0.1 ~ 20μm。现已知多种病毒（如流感病毒、腮腺炎病毒、麻疹病毒等）可在没有寄主细胞的条件下，通过附着在如呼吸道分泌物等液滴上形成病毒气溶胶，

继而通过空气传播感染易感人群。有流行病学资料显示，在相对封闭的环境中，SARS-CoV-2 病毒存在经病毒气溶胶传播的可能性。另外，有资料显示，某些 COVID-19 患者的粪便、尿中可检出 SARS-CoV-2 病毒，应注意粪便及尿对环境污染造成气溶胶或接触传播。

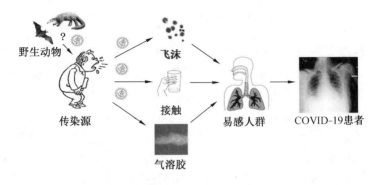

图 1-7　SARS-CoV-2 的传播途径

三、SARS-CoV-2 的易感人群

易感性是指宿主被病原体侵袭的难易程度。人对病毒的易感程度与机体的免疫力、病毒的侵袭力和毒力强弱等有关。

流行病学的资料表明，人群对 SARS-CoV-2 病毒普遍易感。但人是否发生感染，与其接触 SARS-CoV-2 病毒的机会和密切程度有关。密切接触是指在治疗、护理、探视患者或与患者共同工作、生活，直接接触患者的呼吸道分泌物或 SARS-CoV-2 病毒污染物品，共同搭乘交通工具等行为。相对而言，老年人及有基础疾病（如糖尿病、高血压）者因免疫力低而易感，而且感染后病情较重。

四、SARS-CoV-2 病毒感染的检测

目前，对 SARS-CoV-2 病毒检测主要采用核酸分子生物学检测法，即对患者或疑似患者的鼻咽拭子、痰、下呼吸道分泌物、

血液、粪便、深部肺泡灌洗液等标本进行检测。检测方法可采用实时荧光定量 PCR（RT-PCR）检测标本中 SARS-CoV-2 的病毒核酸，或将病毒基因扩增后进行测序（如图 1-8）。当患者样本中病毒核酸检测结果阳性或基因组测序与 SARS-CoV-2 基因组高度同源时，均可作为临床疑似病例的确诊标准。但此方法对于样本的采集要求较高，采样时要求尽量采集患者的痰液、实施气管插管患者采集下呼吸道分泌物、尽可能采集深部肺泡灌洗液等。同时要求标本采集后应尽快送检，以提高 SARS-CoV-2 检测阳性率。

作为外来病原体，SARS-CoV-2 冠状病毒感染后可引起患者的免疫反应，产生 IgM 类和 IgG 类抗体。对 COVID-19 疑似患者血清中抗 SARS-CoV-2 特异性 IgM 和 IgG 进行检测，不但可对患者进行早期诊断，而且可提高诊断准确率。

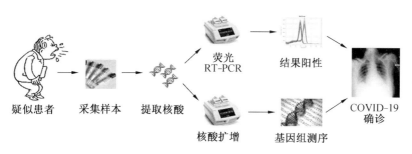

荧光 RT-PCR　结果阳性

疑似患者　采集样本　提取核酸　核酸扩增　基因组测序　COVID-19 确诊

图 1-8　COVID-19 的 SARS-CoV-2 病毒核酸检测流程

五、SARS-CoV-2 病毒感染的预防

SARS-CoV-2 主要通过飞沫、气溶胶吸入和直接接触被病毒沾染的物品进行传播。飞沫和气溶胶是人讲话、咳嗽、打喷嚏，甚至呼吸时，释放至空气中的唾液微滴和病毒气溶胶。因此，通过采取相关措施或个人防护，隔绝病毒进入呼吸道，或减少暴露于含病毒颗粒的空气中，就能有效地阻断病毒的传播途径，降低被感染的概率。以下策略有助于 SARS-CoV-2 病毒感染的预防：

（1）疾病流行期间，尽量减少外出。必须外出时，除戴口罩外，尽量不去人群聚集、空间相对封闭、需停留较长时间的公共场所，如公交车、地铁、火车站、飞机场、商场、餐馆、影院等。这些地方空气流通差，病毒气溶胶不易清除和灭活，导致易感染机会增加。与人讲话时，注意保持 2 米左右的距离，以减少吸入对方产生的飞沫的机会。

（2）外出戴口罩。戴口罩是最为简单有效的个人防护措施。通过戴口罩可有效减少空气中飞沫的吸入，减少空气中病毒进入呼吸道的机会。通常用于防护的有普通医用口罩、外科手术口罩、N90 和 N95 口罩。此四类口罩的防护效果依次为：N95 > N90 > 外科手术口罩 > 普通医用口罩。值得注意的是，日常生活或工作中所用的棉纱口罩、海绵口罩和活性炭口罩无防护效果。另外，口罩使用后需按生活垃圾分类要求处理，疑似和确诊病例使用后的口罩必须按照医疗废弃物流程处理。

（3）保持良好的家庭、个人卫生习惯，勤洗手，分餐吃，经常进行房间通风。SARS-CoV-2 可通过直接接触的方式进行传播，要养成回家后及时洗手、勤洗手等习惯。家庭应特别关注老年人及有糖尿病、高血压、心血管疾病等基础性疾病的家庭成员，因为这类人在感染 SARS-CoV-2 后，发生 COVID-19 的病情较重，且病死率较高。

第五节　不同阶段新型冠状病毒肺炎（COVID-19）的典型症状及处理

新型冠状病毒（SARS-CoV-2）感染后，由于人群中个体机能状态的差异、感染时病毒载量的轻重，导致发生新型冠状病毒肺炎后，各人的疾病严重程度有轻与重、急与缓的差异性，并表现出不同的临床体征。在疾病流行期间，感染者需要进行筛查、隔离，有症状患者需要临床紧急救治。但因短期内感染和患病人数众多，不但会形成对整个社会医疗资源的挤兑，也易造成整个社会的心理焦虑和恐慌。因而，需要针对表现出不同症状的 COVID-19 患者，进行临床分类和处理，以在节省医疗资源的同时，保证感染者和患者能得到及时有效的救治。

一、新型冠状病毒肺炎（COVID-19）的典型症状及病理

《新型冠状病毒肺炎诊疗方案（试行第七版）》指出，基于目前的流行病学调查，COVID-19 的潜伏期为 1 ~ 14 天，多为 3 ~ 7 天。患者以发热、乏力、干咳为主要表现；少数患者伴有鼻塞、流涕、咽痛和腹泻等症状；重症患者多在发病一周后出现呼吸困难和/或低氧血症，严重者快速进展为急性呼吸窘迫综合征、脓毒症休克、难以纠正的代谢性酸中毒和出现凝血功能障碍等，还可出现多器官功能衰竭。值得注意的是，重型、危重型患者病程中可表现为中低热，甚至无明显发热。轻型患者仅表现为低热、轻微乏力等，无肺炎表现。从目前收治的病例情况看，多数患者预后良好，少数患者病情危重，老年人和有慢性基础疾病者预后较差，儿童病例症状相对较轻。实验室检查表现为发病早期外周血白细胞总数正常或减低，淋巴细胞计数减少，部分患者出现肝酶、肌酶和肌红蛋白增高；多数患者 C 反应蛋白和血沉升高，降钙素原正常；严重者 D-二聚体升高、外周血淋巴细胞进行性减少；胸部影像表现为早期呈现多发小斑片影及间质改变，以肺外带明显，进而发展为双肺多发磨玻璃影，浸润影严重者可出现肺实变，胸腔积液少见（如图 1-9）。

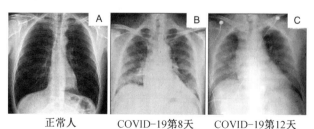

正常人　　　COVID-19第8天　　　COVID-19第12天

图 1-9　COVID-19 患者与正常人胸部 X 线检查图

（图源自 Zhe Xu, et al. *The Lancet*. 2020.）

2020 年 2 月 17 日，国际著名医学期刊 *The Lancet* 发表了解放军总医院第五医学中心（302 医院）王福生院士团队对 1 例新冠肺炎死亡患者的病理解剖结果。这是全世界有文献记录的首例对新冠肺炎死亡患者的病理解剖，对 COVID-19 发病机理的认识和临床治疗意义极为重大。结果显示，其肺部组织学检查显示双侧弥漫性肺泡损伤伴纤维粘液性渗出，右肺组织表现为明显的肺泡上皮脱落和肺透明膜形成，提示急性呼吸窘迫综合征（ARDS）。左肺组织表现为肺水肿和肺透明膜形成，提示早期 ARDS。外周血 $CD4^+$ 和 $CD8^+$ 细胞的数量大大减少，但双肺中均可见到间质内以淋巴细胞为主的单个核细胞炎性浸润。淋巴细胞呈过度激活状态，表现为 $CD4^+$ T 细胞中具有高度促炎效应的 $CCR4^+ CCR6^+$ Th17 细胞增加，以及 $CD8^+$ T 细胞的高细胞毒性状态。这些结果提示，患者的肺部严重损伤与免疫细胞的过度激活有关。这与之前的研究显示，重症患者血清 IL-2、IL-7、IL-10、GCSF、MCP-1、MIP1A 和 TNF-α 水平高于轻症患者的结果也相吻合。由此可见，COVID-19 患者的肺部表现为弥漫性肺泡损伤和肺透明膜形成，符合 ARDS 表现，总体病理学表现与 SARS 和 MERS 相似。

二、SARS-CoV-2 采取甲类传染病管理的医学与法理基础

在已报道的可引起人急性呼吸窘迫综合征（ARDS）的 SARS-CoV 和 MERS-CoV 中，MERS-CoV 可能因有一个明确而稳定的动物蓄积库，而使传播和流行区域相对局限；而 SARS-CoV-2 和 SARS-CoV 都是由非特异性中间宿主哺乳动物间或外流导致，因而传播能力较 MERS-CoV 更强。病毒的传染能力除了与中间宿主有关外，还与病毒对人的易感性有关。2 月 10 日，由中国疾病预防控制中心、北京微生物流行病研究所等机构通过对中国公共卫生科学数据中心截至 1 月 26 日、来自 30 个省的 8866 例病例进行分析，对新冠病毒（SARS-CoV-2）的基本传染数 R_0 估值为 3.77，病死率为 3.06%。该结果显示，SARS-CoV-2 的基本传染数（R_0）高于 SARS-CoV 的基本传染数（R_0 约为 3.0）。而有海外

学者的病例数据分析结果显示，SARS-CoV-2 的 R_0 可能在 4.7 ~ 6.6。这些数据提示新型冠状病毒 SARS-CoV-2 具有高度传染性。这种高传染性可能与该病毒独特的高亲宿主细胞的 S 刺突蛋白有关。对 SARS-CoV-2 病毒基因组序列分析及 S 蛋白质结构的电镜分析结果显示，SARS-CoV-2 的 S 刺突蛋白含有与 SARS-CoV 相似的受体结合结构域，其受体是与 SARS-CoV 相同的细胞血管紧张素转化酶-2（ACE-2），但其与 ACE-2 的结合力较 SARS-CoV 高 10 倍。

在我国，法定传染病根据传染病暴发、流行情况和危害程度可分为甲、乙、丙三类。其中，甲类传染病包括鼠疫、霍乱；乙类传染病包括传染性非典型肺炎、艾滋病、病毒性肝炎、脊髓灰质炎、人感染高致病性禽流感等；丙类传染病包括流行性感冒、流行性腮腺炎、风疹等。同时，根据《中华人民共和国传染病防治法》第四条规定，对乙类传染病中传染性非典型肺炎（SARS）、炭疽中的肺炭疽和人感染高致病性禽流感，采取甲类传染病的预防、控制措施。其他乙类传染病和突发原因不明的传染病需要采取甲类传染病的预防、控制措施的，由国务院卫生行政部门及时报经国务院批准后予以公布、实施。这就是"乙类管理、甲类防控"。鉴于对新型冠状病毒（SARS-CoV-2）感染引起新型冠状病毒肺炎（COVID-19）的病原、流行病学、临床特征等的认识，确定 COVID-19 为新发不明传染病，而且呈现出较传染性非典型肺炎（SARS）更高的传染性。2020 年 1 月 20 日，经国务院批准，国家卫健委将新型冠状病毒感染性肺炎纳入《中华人民共和国传染病防治法》规定的乙类传染病，并采取甲类传染病的预防、控制措施。1 月 23 日起，根据《中华人民共和国传染病防治法》，以及《国家突发公共卫生事件应急预案》中对于突发公共卫生事件的一级应急响应启动标准中的第四条规定，即"发生新传染病或我国尚未发现的传染病发生或传入，并有扩散的趋势"的条款，全国各省、自治区和直辖市相继进入突发公共卫生事件的一级应急响应。后续有研究显示，根据百度地图"慧眼"建立人口流动模型等的研究结果来看，限制人员流动等强制性措施对控制 SARS-CoV-2 传染率的效果明显。

三、新型冠状病毒肺炎（COVID-19）的诊断与治疗

随着对 COVID-19 发病机理的逐步了解，临床治疗经验的不断积累，对于 COVID-19 的诊断和治疗方案正在不断完善。自《新型冠状病毒肺炎诊疗方案》推出以来，至 2020 年 3 月 3 日已修改至"试行第七版"。

（一）新型冠状病毒肺炎（COVID-19）的诊断

在诊断标准上，仍统一将患者分为"疑似病例"和"确诊病例"两类。疑似病例判定分两种情形：① 有流行病学史中的任何一条，且符合临床表现中任意 2 条（发热和/或呼吸道症状；具有新冠病毒肺炎影像学特征；发病早期白细胞总数正常或降低，淋巴细胞计数正常或减少）。② 无明确流行病学史的，且符合临床表现中的 3 条（发热和/或呼吸道症状；具有上述肺炎影像学特征；发病早期白细胞总数正常或降低，淋巴细胞计数正常或减少）。

确诊病例需有病原学证据阳性结果：① 实时荧光 RT-PCR 检测新型冠状病毒核酸阳性；② 病毒基因组测序，与已知的新型冠状病毒高度同源；③ 血清新型冠状病毒特异性 IgM 抗体和 IgG 抗体阳性；血清新型冠状病毒特异性 IgG 抗体由阴性转为阳性或恢复期较急性期 4 倍及以上升高。

（二）新型冠状病毒肺炎（COVID-19）的治疗

在治疗上，根据患者的病情采取分类治疗的方案。

第一，将患者分为"轻型、普通型、重型和危重型"四型。① 轻型。即临床症状轻微，影像学未见肺炎表现者。② 普通型。具有发热、呼吸道等症状，影像学可见肺炎表现。③ 重型。符合下列任何一条者：出现气促，RR≥30 次/分；静息状态下，指氧饱和度 ≤93%；动脉血氧分压（PaO_2）/吸氧浓度（FiO_2）≤ 300mmHg（1mmHg=0.133kPa），高海拔（海拔超过 1000 米）地区

应根据以下公式对 PaO_2/FiO_2 进行校正：$PaO_2/FiO_2 \times$ ［大气压 （mmHg）/760］。将"肺部影像学显示 24～48 小时内病灶明显进展 >50% 者"按重型管理。④ 危重型。出现呼吸衰竭，且需要机械通气；出现休克；合并其他器官功能衰竭需 ICU 监护治疗。

第二，治疗时要根据病情确定治疗场所。疑似及确诊病例应在具备有效隔离条件和防护条件的定点医院隔离治疗，疑似病例要单人单间进行隔离治疗，确诊病例可多人收治在同一病室。危重症病例应尽早收入 ICU 治疗。

第三，对于轻型、普通型患者采用一般治疗。即生命指征、血常规、肝肾功能、氧饱和度、胸部影像学的监测；抗病毒（如 α-干扰素雾化吸入；洛匹那韦/利托那韦、利巴韦林、磷酸氯喹和阿比多尔）和及时有效氧疗，包括鼻导管、面罩给氧，必要时经鼻高流量氧疗。对于重型、危重型病例的治疗，在对症治疗的基础上，积极防治并发症，治疗基础疾病，预防继发感染，及时进行器官功能支持。考虑利用氧疗、无创机械通气、有创机械通气进行呼吸支持。对于严重 ARDS 患者，必要时采取俯卧位通气、肺复张或体外膜氧合（ECMO）。循环支持：充分液体复苏的基础上，改善微循环，使用血管活性药物，必要时进行血流动力学监测。病情进展较快、重型和危重型患者，考虑采用"康复者血浆治疗"。有高炎症反应的危重患者，有条件的可考虑使用血浆置换、吸附、灌流、血液/血浆滤过等体外血液净化技术。对于双肺广泛病变者及重型患者，且 IL-6 水平升高者，可试用托珠单抗治疗。患者常存在焦虑恐惧情绪，应加强心理疏导。COVID-19 的中医治疗：在患者的医学观察期推荐使用中成药（如藿香正气胶囊、金花清感颗粒），在临床治疗期可推荐通用方剂"清肺排毒汤"。对轻型、普通型、重型、危重型和恢复期可结合临床表现、当地气候特点及患者体质选择相应指南推荐的处方及用法进行辨证论治。

（三）新型冠状病毒肺炎（COVID-19）的疗后管理

新型冠状病毒肺炎（COVID-19）治愈后，需要满足以下

4个条件方可解除隔离、出院：① 体温恢复正常3天以上；② 呼吸道症状明显好转；③ 肺部影像学显示急性渗出性病变明显改善；④连续两次呼吸道标本核酸检测阴性（采样时间至少间隔24小时）。

同时，考虑到治愈后的COVID-19患者仍存在成为传染源的可能性，试行第七版诊疗方案中建议，患者出院后应继续进行14天的隔离管理和健康状况监测，佩戴口罩，有条件的居住在通风良好的单人房间，减少与家人的近距离密切接触，分餐饮食，做好手卫生，避免外出活动。在出院后第2周、第4周到医院随访、复诊。定点医院要做好与患者居住地基层医疗机构间的联系，及时将出院患者信息推送至患者辖区或居住地居委会和基层医疗卫生机构，共享病历资料。

（夏圣）

第二章 突发公共卫生事件应急管理体系和机制

第一节 突发公共卫生事件应急管理体系

当前我国突发公共卫生事件应急管理体系主要包括应急指挥体系、信息网络体系、疾病预防控制体系、医疗救治体系和应急专业队伍等（如图 2-1）。

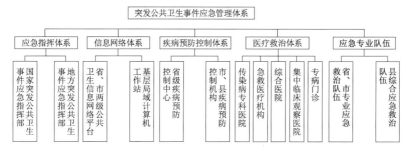

图 2-1 突发公共卫生事件应急管理体系

一、应急指挥体系

国家卫生健康委员会依照职责和《国家突发公共卫生事件应急预案》的规定，在国务院统一领导下，负责组织、协调全国突发公共卫生事件应急处理工作，并根据突发公共卫生事件应急处理工作的实际需要，提出成立全国突发公共卫生事件应急指挥部。

地方各级人民政府卫生行政部门依照职责和预案的规定，在本级人民政府统一领导下，负责组织、协调本行政区域内突发公共卫生事件应急处理工作，并根据突发公共卫生事件应急处理工作的实际需要，向本级人民政府提出成立地方突发公共卫生事件应急指挥部的建议。

各级人民政府根据本级人民政府卫生行政部门的建议和实际工作需要，决定是否成立国家和地方应急指挥部。

地方各级人民政府及有关部门和单位要按照属地管理的原则，切实做好本行政区域内突发公共卫生事件应急处理工作。

全国突发公共卫生事件应急指挥部负责对特别重大突发公共卫生事件的统一领导、统一指挥，做出处理突发公共卫生事件的重大决策。指挥部成员单位根据突发公共卫生事件的性质和应急处理的需要确定。

省级突发公共卫生事件应急指挥部由省级人民政府有关部门组成，实行属地管理的原则，负责对本行政区域内突发公共卫生事件应急处理的协调和指挥，做出处理本行政区域内突发公共卫生事件的决策，决定要采取的措施。

二、信息网络体系

伴随信息化水平的提升，我国已全面构建起各级卫生行政部门和各类医疗卫生机构的高效、快速、通畅、安全的突发公共卫生事件信息网络体系，实现不同省、市、县（市、区）、乡镇（社区）信息报告联网和信息资源共享，提高突发公共卫生事件实时报告速度、组织指挥能力、应急处理效率和科学防治水平。

目前，各省公共卫生事件信息网络体系建设方案均由当地卫生行政部门负责制定并组织实施。省、市两级卫生行政部门建立区域性公共卫生信息网络平台和突发公共卫生事件应急指挥中心；省、市疾病预防控制机构、卫生监督机构建立分平台，分别设立局域网，形成区域卫生信息网。同时开发利用系统软件和应用软件，使之具备数据传输、预警预报、应急处置、指挥调度、视频会议、信息发布等功能。

县（市、区）卫生行政部门和疾病预防控制机构、卫生监督机构分别建立局域网或计算机工作站，建立基本数据库，使之具备数据收集、上报、下载和分析等功能。

政府举办的急救医疗机构、医院、卫生院、社区卫生服务中心及其他基层医疗卫生单位分别建立局域网或计算机工作站，并与当地公共卫生信息网络连接，承担数据采集、实时报告等职能，逐步实现相关数据的实时网上报告。

三、疾病预防控制体系

各地卫生行政部门均依托现有的省、市、县（市、区）三级疾病预防控制机构，构建完善的疾病预防控制体系，提高应对突发公共卫生事件的监测预警、调查处理和预防控制能力。

省疾病预防控制中心成为辖区内各类突发公共卫生事件的监测预警中心和应急处理技术支持中心。在完善工作用房、硬件设施的同时，进一步加强专业技术队伍建设，提高应急反应能力和业务技术水平。

市、县（市、区）要加强同级疾病预防控制机构建设，使之成为本行政区域内疾病预防控制和突发公共卫生事件应急处理的技术指导中心。重点抓好工作用房、仪器设备、车辆装备和专业技术队伍建设，建立科学规范的运行机制，适应突发公共卫生事件应急处理的需要。

四、医疗救治体系

（一）传染病专科医院

各市均设置独立的传染病专科医院，负责传染病疑似患者、确诊患者的集中收治和危重传染病患者的重症监护，同时承担传染病防治领域的科研、专业技术人员培训和区域内技术指导职能。已经设置的市严格按标准进行改造，尚未设立的市要抓紧新建或选择一所医院进行改扩建。各县（市）可选择一所乡镇卫生院改建成县级综合医院的传染病分院或传染病区，实施统一管理，承担传染病患者的收治任务。

市级传染病专科医院病床规模为 300 张左右，县级综合医院的传染病分院或传染病区病床规模为 40 张左右。医院（病区）建设设计按卫生行政部门的具体规定执行，人员、设备等按原卫生部制定的二级传染病医院基本标准配置，并确保符合传染性非典型肺炎等传染性较强的呼吸道传染病感染控制要求。

（二）急救医疗机构

省级急救医疗指挥中心（省紧急救援中心）依托省人民医院进行建设，并受省卫生行政部门委托，指挥、调度全省急救医疗资源，开展业务技术培训和急救医疗工作指导。

各市均独立设置市级急救医疗中心（市紧急救援中心），并受同级卫生行政部门委托，指挥、调度本行政区域内的急救医疗资源，开展伤病员的现场急救、转运和重症患者途中监护，在紧急状态下接受省紧急救援中心指挥；必要时可与公安（110）、消防（119）等应急系统联合行动，实施重大突发公共卫生事件的紧急救援。市级急救医疗中心要立足社区建立急救医疗分站，原则上每一分站覆盖人口为 20 万。

县（市）单独或依托县级综合医院建立具有独立法人地位的急救医疗站，负责本行政区域内伤病员的现场急救、转运，向医院转诊重症患者，必要时接受所在市紧急救援中心指挥。县（市）急救医疗站要在条件较好的乡镇卫生院设立若干急救医疗分站。

各级急救医疗机构的建设标准按照省卫生厅制定的《××省基本现代化急救医疗中心（站）标准（试行)》执行。

（三）综合医院

各地区应加强二、三级综合医院的急诊科（室）、重症监护病房（ICU）、中毒、呼吸科等专科建设，配备相应的专业人才和设备，使其能够承担突发公共卫生事件中非传染病患者的应急医疗救治任务。要将二、三级综合医院急诊科（室）纳入市域急救医疗网络，一旦发生突发公共卫生事件，接受所在市急救医疗中心（紧急救援中心）指挥、调度，承担伤病员的现场急救和转运任务。

（四）集中临床观察医院

各地区需按每 30~50 万人设置一所 50 张左右床位的传染性非典型肺炎集中临床观察医院，并由符合条件的二级以下（含二级，下同）综合医院、乡镇（街道）卫生院和其他医院改建而成，平时承担原有功能和任务。集中临床观察医院建设参照传染病医院标准执行，并符合传染性非典型肺炎等呼吸道传染病感染控制要求。

（五）专病门诊

发热门诊：按照"属地管理、数量适当、布局合理、条件合格、工作规范"的原则，指定医疗机构设立发热门诊。原则上按每 15 万人左右设置一个发热门诊。城市一般在现有二级以下医疗机构设置，也可在符合条件的三级医院设置。农村在条件较好的乡镇卫生院设置。所有乡镇（街道）卫生院都要在门（急）诊设置预检分诊点，开展发热患者的预检分诊工作，对就诊患者测量体温、询问病史，引导可疑发热患者到发热门诊就诊。发热门诊设置必须符合呼吸道传染病感染控制要求。

腹泻病门诊：城市二级以上、农村乡镇卫生院以上医疗机构均应按标准建立腹泻病门诊，并符合相应的设置要求。

五、应急专业队伍

省、市两级根据不同类型突发公共卫生事件组建相应的专业应急救治队伍，其中省级不少于 50 人、市级不少于 20 人；县（市）组建一支不少于 15 人的综合应急救治队伍，承担重大传染病疫情、食物中毒和职业中毒、重大创伤事故、核辐射、生化恐怖和不明原因疾病等突发公共卫生事件的应急救治任务。市、县级卫生行政部门要相应整合医疗资源，制定医疗救治队伍应急调配方案。

第二节　重大传染病疫情防控机制

当前，我国重大传染病疫情的防控工作主要围绕《中华人民共和国传染病防治法》开展，并在不同地区、不同领域内得到补充和发展。具体来看，重大传染病疫情防控机制主要包括以下4个方面。

一、重大传染病疫情预防机制

（一）开展群众性卫生运动

组织开展群众性卫生运动，进行预防传染病的健康教育，倡导文明健康的生活方式，提高公众对传染病的防治意识和应对能力，加强环境卫生建设，消除鼠害和蚊、蝇等病媒生物的危害。农业、水利、林业行政部门按照职责分工负责指导和组织消除农田、湖区、河流、牧场、林区的鼠害与血吸虫危害，以及其他传播传染病的动物和病媒生物的危害。铁路、交通、民用航空行政部门负责组织消除交通工具，以及相关场所的鼠害和蚊、蝇等病媒生物的危害。地方政府应当有计划地建设和改造公共卫生设施，改善饮用水卫生条件，对污水、污物、粪便进行无害化处置。

（二）预防接种制度

各级卫生行政部门制定传染病预防接种规划并组织实施，用于预防接种的疫苗必须符合国家质量标准。国家对儿童实行预防接种证制度，免疫规划项目的预防接种实行免费。医疗机构、疾病预防控制机构与儿童的监护人应当相互配合，保证儿童及时接受预防接种。

（三）传染病监测机制

各级卫生行政部门需根据国家传染病监测规划和方案，制定本行政区域的传染病监测计划和工作方案。各级疾病预防控制机构对传染病的发生、流行及影响其发生、流行的因素，进行监测；对国外发生、国内尚未发生的传染病或者国内新发生的传染病，进行监测。国家、省级疾病预防控制机构负责对传染病发生、流行及分布进行监测，对重大传染病流行趋势进行预测，提出预防控制对策，参与并指导对暴发的疫情进行调查处理，开展传染病病原学鉴定，建立检测质量控制体系，开展应用性研究和卫生评价。设区的市和县级疾病预防控制机构负责传染病预防控制规划、方案的落实，组织实施免疫、消毒、控制病媒生物的危害，普及传染病防治知识，负责本地区疫情和突发公共卫生事件监测、报告，开展流行病学调查和常见病原微生物检测。

（四）传染病预警机制

国务院卫生行政部门和省、自治区、直辖市人民政府根据传染病发生、流行趋势的预测，及时发出传染病预警，根据情况予以公布。县级以上地方人民政府应当制定传染病预防、控制预案，报上一级人民政府备案。主要内容包括：一是传染病预防控制指挥部的组成和相关部门的职责；二是传染病的监测、信息收集、分析、报告、通报制度；三是疾病预防控制机构、医疗机构在发生传染病疫情时的任务与职责；四是传染病暴发、流行情况的分级及相应的应急工作方案；五是传染病预防、疫点疫区现场控制，应急设施、设备、救治药品和医疗器械及其他物资和技术的储备与调用。地方人民政府和疾病预防控制机构接到国务院卫生行政部门或者省、自治区、直辖市人民政府发出的传染病预警后，应当按照传染病预防、控制预案，采取相应的预防、控制措施。

二、重大传染病疫情处理机制

（一）医疗救治制度

县级以上人民政府应当加强和完善传染病医疗救治服务网络的建设，指定具备传染病救治条件和能力的医疗机构承担传染病救治任务，或者根据传染病救治需要设置传染病医院。医疗机构的基本标准、建筑设计和服务流程，应当符合预防传染病医院感染的要求。医疗机构应当按照规定对使用的医疗器械进行消毒；对按照规定一次使用的医疗器具，应当在使用后予以销毁。医疗机构应当按照国务院卫生行政部门规定的传染病诊断标准和治疗要求，采取相应措施，提高传染病医疗救治能力。医疗机构应当对传染病患者或者疑似传染病患者提供医疗救护、现场救援和接诊治疗，书写病历记录及其他有关资料，并妥善保管。医疗机构应当实行传染病预检、分诊制度；对传染病患者、疑似传染病患者，应当引导至相对隔离的分诊点进行初诊。医疗机构不具备相应救治能力的，应当将患者及其病历记录复印件一并转至具备相应救治能力的医疗机构。

（二）传染病疫情信息公布制度

国务院卫生行政部门定期公布全国传染病疫情信息。省、自治区、直辖市人民政府卫生行政部门定期公布本行政区域的传染病疫情信息。传染病暴发、流行时，国务院卫生行政部门负责向社会公布传染病疫情信息，并可以授权省、自治区、直辖市人民政府卫生行政部门向社会公布本行政区域的传染病疫情信息。公布传染病疫情信息应当及时、准确。

（三）监督管理机制

县级以上人民政府卫生行政部门对传染病防治工作履行监督检查职责，主要内容包括：一是对下级人民政府卫生行政部门履行本法规定的传染病防治职责进行监督检查；二是对疾病预防控制机构、医疗机构的传染病防治工作进行监督检查；三是对采供血机构的采供血活动进行监督检查；四是对用于传染病防治的消毒产品及其生产单位进行监督检查，并对饮用水供水单位从事生产或者供应活动，以及涉及饮用水卫生安全的产品进行监督检查；五是对传染病菌种、毒种和传染病检测样本的采集、保藏、携带、运输、使用进行监督检查；六是对公共场所和有关单位的卫生条件和传染病预防、控制措施进行监督检查。

（四）工作保障机制

国家将传染病防治工作纳入国民经济和社会发展计划，县级以上地方人民政府将传染病防治工作纳入本行政区域的国民经济和社会发展计划，并按照本级政府职责负责本行政区域内传染病预防、控制、监督工作的日常经费。国务院卫生行政部门会同国务院有关部门，根据传染病流行趋势，确定全国传染病预防、控制、救治、监测、预测、预警、监督检查等项目。中央财政对困难地区实施重大传染病防治项目给予补助。省、自治区、直辖市人民政府根据本行政区域内传染病流行趋势，在国务院卫生行政部门确定的项目范围内，确定传染病预防、控制、监督等项目，并保障项目的实施经费。地方各级人民政府需保障城市社区、农村基层传染病预防工作的经费。对患有特定传染病的困难人群，国家将实行医疗救助，减免医疗费用。县级以上人民政府负责储备防治传染病的药品、医疗器械和其他物资，以备调用。对从事传染病预防、医疗、科研、教学、现场处理疫情的人员，以及在生产、工作中接触传染病病原体的其他人员，有关单位应当按照国家规定，采取有效的卫生防护措施和医疗保健措施，并给予适当的津贴。

三、重大传染病疫情防控社会保障机制

（一）社会保障待遇按时足额发放机制

在非常时期保证社会保障工作正常化，是疫情期间各级社会保障部门及其实施机构的现实挑战。因此，社会保障部门及经办机构需打破常规，充分利用网络平台等渠道，确保养老金、低保金及其他各项社会保障待遇能够按时足额发放，以帮助这些群体摆脱生活困境并树立生活信心。同时，扩大低保覆盖面并增加临时救助。在疫情期间，最困难的无疑是低收入群体，此时恰恰需要发挥社会救助制度兜底保障的功能，政府可以适时扩大低保制度的覆盖面，增发临时救助金，帮助低收入群体渡过生活难关。

（二）阶段性降低或减免社会保险缴费机制

受疫情的影响，一些企业无法开工或开工不足，一部分劳动者无法上班，以往正常的就业格局被打乱，特别是餐饮等劳动密集型服务业和小微制造企业处于艰难境地。企业没有了正常情形下的经营收入，劳动者没有了正常情形下的劳动所得，就无法承担正常的社会保险缴费，如果只有缓缴政策，显然不能完全帮助企业与劳动者摆脱困境，也不利于减轻缴费主体的财务压力。为此，可以考虑出台相关政策，明确疫情期间阶段性降低或减免一些企业与劳动者的社会保险缴费，同时通过动用以往的社会保险基金积累与战略储备基金来弥补不足，共克时艰。针对因疫情隔离导致就业中断、收入中断，进而造成社会保险关系中断的现象，需要及时出台精准的政策指引，让中断的社会保险关系在疫情过后能够实现无缝接续，以此解除参保人的后顾之忧。

（三）增强医保政策在特殊时期的灵活性机制

基于防治新型冠状病毒肺炎的需要，对患者与疑似患者的一些诊疗手段与药物使用可能超越常规方案，因此，应当允许有效药物及时进入医保药物目录，将临时建立的医护中心（如武汉的方舱医院）及时纳入定点医院，让异地就医的患者及时享受医保待遇，即使是未参加医疗保险的患者也可以采取先行救治、事后再补缴医保费的做法。工伤保险政策要更加明确。一方面，对牺牲在防疫工作岗位上的工作人员及时认定工伤并依法发放抚恤金，对防疫一线的医护人员、执法人员、社区工作人员、保安等因疫情导致的伤残及时认定并依法享受工伤待遇，真正全面发挥工伤保险政策的效力。另一方面，还需要及时明确特殊时期工伤认定的政策边界。如职工上下班途中或者在履行非防疫职责的工作中感染病毒且造成伤害或者留下残障，一般属于非职责所系，这种情形已经超出工伤保险范畴，应当视为疾病并归医疗保险负责，但这些认定需要有更加明确的政策指引，以免各地临时出台不同的政策，导致制度实践的紊乱。

（四）充分发挥失业保险兜底机制

失业保险制度应当具备救济失业工人、稳定就业和提升劳动者技能等多种功能。面对疫情，我们要高度关注就业问题，防止出现大规模裁员。同时，针对一部分企业因发展受阻可能减少就业岗位的情形，失业保险不仅需要依法对登记失业者及时给予救济，而且应当利用现有的失业保险基金积累为稳定就业、提升劳动者技能及时做出贡献。一方面，充分利用失业保险基金返还政策帮助受疫情影响的企业恢复正常生产，同时与就业再就业资金进行有机组合，对招录因疫情影响而失业的劳动者的企业或组织给予相应的就业补贴；另一方面，进一步完善就业培训计划，有针对性地帮助疫情影响严重的地区及时组织无法就业的劳动者参与技能培训，以提升劳动者素质。全面发挥失业保险的积极功能，更好地化解疫情对就业的不利影响。

（五）发挥慈善公益的关怀机制

慈善事业是我国社会保障体系的有机组成部分，能够广泛动员社会力量以弥补政府力量的不足。疫情出现以来，各地慈善组织在募集款物方面做出了重大贡献，对缓解防疫资源不足起到了很大的作用。但只有款物捐助还不足以展现现代慈善的力量。在防疫过程中和疫情过后的社会服务与人文关怀等方面，慈善事业可以持续做出不可替代的贡献。因此，要避免过去灾难发生时出现井喷式募捐高潮，而灾难过后又快速退潮的现象，主管部门宜及早出台相关政策或行业指引，引导慈善公益组织在做好募集款物助力防疫的同时，加强提供社会服务、满足人文关怀需要，包括精神慰藉、心理辅导、康复服务、家居照顾、人居卫生环境改善、社区重建等方面，均需要慈善公益组织发挥更大、更有效的作用。若能在疫情过后使互助友爱的精神得到强化、社区治理得以改善、社会团结与和谐得以增进，则慈善事业的贡献将更加深化。

四、重大传染病疫情防控法律保障机制

（一）政府法律责任

地方各级人民政府未依照规定履行报告职责，有隐瞒、谎报、缓报传染病疫情，或者在传染病暴发、流行时，未及时组织救治、采取控制措施的，由上级人民政府责令改正，通报批评；造成传染病传播、流行或者其他严重后果的，对负有责任的主管人员，依法给予行政处分；构成犯罪的，依法追究刑事责任。

县级以上人民政府卫生行政部门违反本法规定，如：未依法履行传染病疫情通报、报告或者公布职责，或者隐瞒、谎报、缓报传染病疫情的；发生或者可能发生传染病传播时未及时采取预防、控制措施的；未依法履行监督检查职责，或者发现违法行为不及时查处的；未及时调查、处理单位和个人对下级卫生行政部门不履行传染病防治职责的举报的等情形，均由本级人民政府、上级人民政府卫生行政部门责令改正，通报批评；造成传染病传播、流行或者其他严重后果的，对负有责任的主管人员和其他直接责任人员，依法给予行政处分；构成犯罪的，依法追究刑事责任。

（二）疾病预防控制机构法律责任

疾病预防控制机构有未依法履行传染病监测职责的；未依法履行传染病疫情报告、通报职责，或者隐瞒、谎报、缓报传染病疫情的；未主动收集传染病疫情信息，或者对传染病疫情信息和疫情报告未及时进行分析、调查、核实的；发现传染病疫情时，未依据职责及时采取本法规定的措施的；故意泄露传染病患者、病原携带者、疑似传染病患者、密切接触者涉及个人隐私的有关信息、资料等上述情形之一的，由县级以上人民政府卫生行政部门责令限期改正，通报批评，给予警告处分。对负有责任的主管人员和其他直接责任人员，依法给予降级、撤职、开除的处分，并可以依法吊销有关责任人员的执业证书；构成犯罪的，依法追究刑事责任。

（三）医疗机构法律责任

医疗机构违反规定，未按照规定承担本单位的传染病预防、控制工作、医院感染控制任务和责任区域内的传染病预防工作的；未按照规定报告传染病疫情，或者隐瞒、谎报、缓报传染病疫情的；发现传染病疫情时，未按照规定对传染病患者、疑似传染病患者提供医疗救护、现场救援、接诊、转诊的，或者拒绝接受转诊的；未按照规定对本单位内被传染病病原体污染的场所、物品及医疗废弃物实施消毒或者无害化处置的；未按照规定对医疗器械进行消毒，或者对按照规定一次使用的医疗器具未予销毁，再次使用的；在医疗救治过程中未按照规定保管医学记录资料的；故意泄露传染病患者、病原携带者、疑似传染病患者、密切接触者涉及个人隐私的有关信息、资料的等情形，由县级以上人民政府卫生行政部门责令改正，通报批评，给予警告处分。造成传染病传播、流行或者其他严重后果的，对负有责任的主管人员和其他直接责任人员，依法给予降级、撤职、开除的处分，并可以依法吊销有关责任人员的执业证书；构成犯罪的，依法追究刑事责任。

此外，单位和个人违反《中华人民共和国传染病防治法》规定，从而导致传染病传播、流行，给他人人身、财产造成损害的，将依法承担民事责任。

（许兴龙　王海荣）

第三章　社区疫情防控任务和机制

第一节　社区疫情防控的基本原则

本书所提"社区"是指街道办事处或乡镇人民政府所辖的城乡社区（即城市社区和村）。2020 年 2 月，习近平总书记在北京调研指导新型冠状病毒肺炎疫情防控工作时指出："社区是疫情联防联控的第一线，也是外防输入、内防扩散最有效的防线。把社区这道防线守住，就能有效切断疫情扩散蔓延的渠道。"新型冠状病毒感染性肺炎疫情的社区防控应坚持以下基本原则。

一、科学分类管理

对城市街道社区按照全封闭、半封闭、开放式三类进行分类建档。全封闭和半封闭小区通过政府组织管理队伍，充分发挥物业公司、业主委员会、社区志愿者力量进行自主管理，街道做好指导和监督。开放式小区按照就近划块、方便管理的原则，可以打破小区界限，科学设置卡口，进行划块封闭管理，对出入口较多的开放式小区可以采取临时封闭部分出入口措施，以便集中人员和力量，切实增加管理，提高管控实效。街道对辖区内所有小区进行统一编号，形成防控地图和防控网格清单，由防控办统一协调指挥。

二、从严限制居民出入

各地区居民小区、村等通过发放市民出入券等形式，从严限制居民出门，每户家庭（居家隔离医学观察家庭除外）每两天只允许安排一名家庭成员出门购买生活必需品，其余人员无特殊原因，一律不得外出。出入人员一律戴口罩，并出具有效证件（券），进入人员一律测体温，有发热症状的不得进入，并按规范处置。外来人员和车辆非必须不得进入，特殊情况由管理人员做好登记备案。

三、全员参与防控

落实"全发动、全参与"要求，属地街道要动员街道干部、社区干部、物业公司、业主委员会、志愿者等一切可以动员的力量，投入到疫情防控一线，要落实街道干部分片包干制度，责任到人。市级有关部门在落实"看好自己的门，管好自己的人"的基础上，每天至少有三分之一的机关干部下沉一线，参与结对社区的防控工作。工会、共青团、妇联、科协、红十字会等群团组织也通过广泛发动社区居民、志愿者、基干民兵、民间应急队等主动支持、配合、参与防控工作，形成强大工作合力。属地街道要统筹安排人员力量，建立明确的责任清单，做到定人员、定时间、定区域、定内容、定督查。

四、不培训不上岗

按照"不培训不上岗"的原则，属地街道要根据《新型冠状病毒感染的肺炎预防手册》《新型冠状病毒感染的肺炎防治知识30问》和《预防疫情输入规范流程》等要求，通过组织社区管理人员自学、专业人员对参与防控的工作人员统一岗前培训等方式，增强社区管理人员的疫情防控意识，掌握规范操作流程，做到人人知晓、了然于胸，确保实际工作"零失误"、工作人员"零感染"。

五、关键卡口严管控

严格按照社区疫情防控"六步法"操作流程，加强各小区关键卡口管理，做到"一环不漏、一丝不苟、环环相扣"，实行闭环管理。一要对进社区人员进行体温测量；二要填写进社区人员登记表（登记表内容包括姓名、身份证号、住址、联系方式、来意、到访人家等信息）；三要重点询问进社区人员疫情接触信息（过去14天内是否有湖北、温州等重点地区旅行史、生活史、与当地人接触史，与其他地区确诊患者、疑似患者密切接触史），如发现重点地区发热人员应就地隔离，并及时拨打120送发热门诊；四要明确居家隔离标识和要求（居家隔离要求：落实一人一间，每天测体温，接受医务人员的询问）；五要发放并严格执行《新型冠状病毒感染的肺炎预防手册》；六要道路关口检查，严格执行省公安厅、省交通厅相关规定。

六、社区盲点全覆盖

街道要按照"全覆盖、无盲点"的要求，进一步完善联防联控、群防群治、专群结合的立体式、网格化、多层次防控工作格局，摸排防控要到幢、到户、到人，要突出城乡接合部、老旧小区、出租房等外来人员比较集中区域的摸排管控，做到底子清、情况明，确保不漏一人一户，实现应防尽防、应控尽控。同时，要加强小区公共场所、棋牌室、露天牌摊等场所的严防死守，在疫情期间不得营业，对社区部分商业机构进行责任人签字负责制度，一旦出现违规行为，予以通报并严厉处罚。

七、防控知识宣传

通过电视广播、横幅标语、流动宣传车、小喇叭等传统形式，以及各城市 APP、微信公众号、小视频等网络媒体，宣传新型冠状病毒肺炎的防控要点和法律常识、曝光新型冠状病毒肺炎防控过程中的正反面典型案例，让居民掌握防控的基本知识；通过发放《新型冠状病毒感染的肺炎防治知识》《告社区居民朋友的一封信》等形式，贯彻落实新型冠状病毒肺炎的各项防控措施；通过穿戴红马甲、红帽子、红袖章，让小区处处涌动志愿红，广泛营造"紧张有序、全民防控"的宣传氛围。

八、全方位监督

健全督查机制，市督导检查组要加强围绕重点环节、关键部位，加强明察暗访力度，各社区、街道通过建立相应的督查巡查机制，对辖区范围内社区管控开展动态化巡查，发现问题，及时整改。同时健全举报机制，加大 24 小时监督电话"110"和"12345"的宣传力度，发动全体市民参与监督。健全追责机制，对因思想麻痹，措施不力，信息缓报、瞒报、漏报导致疫情扩散和蔓延的失职失责行为进行严肃追责。

第二节　社区疫情防控的主要任务

为切实落实以社区防控为主的综合防控措施，指导社区科学有序地开展新型冠状病毒感染的肺炎疫情防控工作，及早发现病例，有效遏制疫情扩散和蔓延，国家疾病预防控制局发布《关于加强新型冠状病毒感染的肺炎疫情社区防控工作的通知》，要求充分发挥社区动员能力，实施网格化、地毯式管理，群防群控，稳防稳控，有效落实综合性防控措施，做到"早发现、早报告、早隔离、早诊断、早治疗"，防止疫情输入、蔓延、输出，控制疾病传播。具体任务包括以下几点。

一、县（区）级卫生健康部门和医疗卫生机构的主要任务

第一，卫生健康行政部门组织辖区内基层医疗卫生机构工作人员参加新型冠状病毒感染的肺炎病例发现与报告、流行病学调查、标本采集、院感防控、个人防护等内容的培训，提高防控和诊疗能力。发布公告，对辖区内来自疫情高发地区的人员进行警示，要求到社区卫生机构登记并实行居家医学观察 14 天。

第二，医疗机构加强预检分诊工作，根据患者症状体征和流

行病学史，引导病例至专门的发热呼吸道门诊就诊。为就诊患者提供一次性口罩等防护用品，减少通过医院传播的机会。将新型冠状病毒感染的肺炎确诊病例转诊至定点医院收治，加强院内感染防控工作。

第三，疾病预防控制机构强化病例个案和聚集性病例的流行病学调查与处置，详细调查病例的感染来源，确定疫情波及范围，评估疫情影响及可能发展趋势，掌握病例发病至被隔离期间的接触人员，判定密切接触者。指导一般公共场所、交通工具、集体单位落实以环境清洁和开窗通风为主的卫生措施，必要时进行适度的消毒处理。

二、街道（乡镇）和社区（村）的主要任务

1. 实行网格化、地毯式管理

社区要建立新型冠状病毒感染的肺炎疫情防控工作组织体系，建设专兼职结合的工作队伍，责任到人、联系到户，确保各项防控措施得到切实落实、不留死角。鼓励社区居民参与防控活动。

2. 加强人员追踪

以社区为网格，加强人员健康监测，摸排人员往来情况，有针对性地采取防控措施。重点追踪、督促来自疫情发生地区武汉市的人员居家医学观察 14 天，监测其健康状况，发现异常情况及时报告并采取相应的防控措施，防止疫情输入。充分利用大数据的手段，精准管理来自疫情高发地区的人员，确保追踪到位，实施医学观察，发挥街道（社区）干部、社区卫生服务中心医务人员和家庭医生队伍的合力，提高追踪的敏感性和精细化程度。

3. 做好密切接触者管理

发动社区网格员、家庭签约医生、预防保健医生对确诊病例和疑似病例的密切接触者进行规范管理，配合疾控机构规范开展病例流行病学调查和密切接触者追踪管理，落实密切接触者居家医学观察措施，及时按程序启动排查、诊断、隔离治疗等程序。

4. 大力开展爱国卫生运动

加大环境卫生专项整治力度，严格对社区人群聚集的公共场所进行清洁、消毒和通风，特别要加强对农贸市场的环境治理，把环境卫生治理措施落实到每个社区、单位和家庭，防止疾病传播。

5. 加强健康宣教

要通过"一封信"等多种形式，有针对性地开展新型冠状病毒感染等传染病防控知识宣传，发布健康提示和就医指南，科学指导公众正确认识和预防疾病，引导公众规范防控行为，做好个人防护，尽量减少大型公众聚集活动，出现症状及时就诊。

三、工作保障

一是各县（区）党委政府应当加强对辖区内新型冠状病毒感染的肺炎疫情防控工作的组织领导，落实属地责任，建立联防联控工作机制或防控指挥部，及时调整防控策略，提供专项经费和物资保障，督导检查各项社区防控措施落实情况。

二是各级医疗卫生机构要建立新型冠状病毒感染的肺炎疫情防控工作机制，加强与社区的配合，指导社区做好新型冠状病毒感染的肺炎疫情的发现、防控和应急处置，有效落实密切接触者的排查管理等措施，做到无缝衔接。

三是街道（乡镇）和社区（村）要高度重视新型冠状病毒感染的肺炎疫情防控工作，强化责任意识、勇于担当作为，建立健全疫情防控工作机制和网格化工作体系，主动开展病例监测追踪、科普宣教、健康提示、信息报告、爱国卫生运动等综合防控工作，有效控制疫情扩散和传播。

第三节　社区疫情防控机制

根据党中央、国务院的总体部署和习近平总书记提出的"把人民群众生命安全和身体健康放在首位，把疫情防控工作作为当前最重要的工作来抓"的要求，各地方因地制宜地制定了相应的社区防控机制，归纳起来，包括以下4个方面。

一、社区联防联控组织机制

"社区是疫情联防联控的第一线，也是外防输入、内防扩散最有效的防线，把社区这道防线守住，就能有效切断疫情扩散和蔓延的渠道"，这为各地区做好社区防疫工作指明了方向。具体可从社区联防联控队伍建设、社区联防联控防线规划、社区联防联控平台优化等方面展开。

（一）社区联防联控队伍建设

疫情防控既是一场保卫人民群众生命安全和身体健康的严峻斗争，也是一场需要动员群众、依靠群众的人民战争，要充分发挥基层党组织政治引领作用和党员先锋模范作用，把社区居民发动起来，构筑起疫情防控的人民防线。党员干部要强化担当，下沉社区往心里走、往实里干，既当宣传员又当战斗员，既当"守门员"还当"网格员"，真正成为社区疫情防控的中坚力量，成为居民群众的贴心人和主心骨。社区要通过到位的宣传和服务，广泛动员群众、组织群众、凝聚群众，引导社区居民自觉行动起来，积极配合社区的防控工作。党员干部主动"冲在前"，人民群众自发"守好门"，形成众志成城、共克时艰的强大合力，一起"过关"、并肩战斗，守住联防联控第一线。

（二）社区联防联控防线规划

面对住宅小区、城中村等不同社区情况，要因地制宜地采取不同措施，做到分类指导、精准施策；瞄准社区防控的重点领域和薄弱环节，基层需要什么就支援什么，把人力、物资等防控力量向社区下沉；突出效果导向，创新方式方法，以人性化服务解民之所忧，善用科技"利器"服务抗"疫"工作。科学防治、精准施策，用更加细致的服务、更加精准的措施，消除每一处隐患、堵住每一处漏洞，不断提高疫情防控针对性、有效性。既要做到"全"，对所有住宅小区、城中村实行封闭管理，及时把复工复产企业员工及园区、商务楼宇、学校等各类场所纳入社区网格化管理范围；又要做到"细"，严格执行"五个100%""十个一律""四个重点"社区联防联控措施，严防死守、密而不漏，坚决切断疫情传播渠道，坚决打好人员返城高峰防御战，形成横到边、纵到底、全覆盖、无死角的疫情防控工作格局，筑牢社区疫情防控的严密防线。

（三）社区联防联控平台优化

社区人口众多，人员流动性大，迁徙路径复杂，登记核查难、数据不统一、难以迅速识别重点监测人群，出入管控造成人员聚集传染风险，共用一支笔、一张纸造成交叉感染风险，对居家隔离者的基本生活保障缺少关爱与服务，基层人员大量时间用在填写、汇总、上报各类数据、材料，基层负担重等造成的"多、难、险、缺、繁"问题突出，给社区疫情防控造成很大障碍。基于此，社区联防联控平台可依托云计算、移动互联网、物联网、大数据分析、时空信息等新一代信息技术，通过"守住门、管好人、减负担"三大手段，助力"防输入、防蔓延、防输出"三大目标的实现，为坚决打赢疫情防控阻击战提供信息化支撑平台。社区疫情防控平台的应用系统包括社区出入管理系统、重点人员管控服务系统、疫情信息上报系统、日常管理系统、防控宣传服务系统和大数据分析系统。

二、社区网格化治理机制

社区网格化治理是一种以网格单位为基础，以信息技术为核心、以精细化管理为目标和以社会化为手段的新型城市治理模式。社区防控网格化治理主要从以下4个方面展开。

（一）完善社区网格化防控布局

社区网格化管理依托统一的城市管理数字化平台，将城市管理辖区按照一定的标准划分成单元网格。通过加强对单元网格的部件和事件巡查，建立一种监督和处置互相分离的形式。在面临新型冠状病毒肺炎这类重大突发公共卫生事件过程中，第一，需要配备结构合理、数量充足的网格员。社区网格员是在一个社区网格化管理组织中承担具体任务的工作人员，他们可以是街道干部、社区负责人、社区一般工作人员、警察、医护人员、社工人员及志愿者等。第二，根据新型冠状病毒疫情防控任务的实际需要，进一步织密网格，可以将现有的社区网格进一步细化，为全面防控病毒做好应对措施，力争实现疫情防控服务管理不遗漏、不留盲区。第三，为了做到精细化防控，要全力落实网格责任。有的地方在网格化防控中，明确了从网格总指导员、总网格长、网格指导员、网格长到网格员的五级工作职责，要求各级网格员按照宣传员、排查员、督查员、代办员、整改员进行工作定位，机关部门和乡街村社网格员全员到岗，开展排查和防控服务管理工作。大到社区集镇，小到每个楼道、村庄都进行网格责任包干，做到责任可追溯。第四，社区网格化管理要体现出个性化、人性化的原则。在疫情高发的关键时刻，全体社区居民都是这场战役中的战士，但在响应国家号召、服从社区管理的日常生活中，难免会出现各种各样的突发情况，这时需要社区网格员以人性化、个性化的工作态度，设身处地为社区居民着想，帮助社区居民排忧解难、共渡难关。

（二）注重社区网格防控的信息化建设

网格化管理本质上是一种信息化、数字化管理模式，主要运用现代化的互联网技术和数据库，对每一个网格实施动态化、精细化和全方位的管理，高效地满足社区治理和居民的需要。在抗击新型冠状病毒传播的过程中，合理有效运用互联网信息技术就显得十分重要。由于此次新型冠状病毒具备人传人的特点，国家层面提出了城市居民少聚集、不出门等防控要求，因此一部分防控工作可以通过网格的数字化功能来完成。首先，实现疫情网格防控的动态化。社区网格管理系统不是独立封闭的数字化平台，而是网格之间的联动与合作，达到"多网合一"的动态化管理。例如，政府搭建数字化防控平台，与街道（乡镇）、社区（村）

和各网格连接，网格员通过终端向网格直接报告网格里的疫情情况。其次，实现对网格居民精准化服务和管理。为了减少网格员入户上门的次数，可以通过数字化网格平台了解居民的情况，对于社区里的病人和老人，也可以通过佩戴智能手环及时将有关信息反馈到平台，动态掌握病人、老人的情况，及时提供精准抗"疫"服务。这样既能减少社区干部和网格员入户上门的工作强度，减少病毒传染的机会，也可以精准了解居民情况。最后，通过社区网格化大数据上报，政府能够实现对疫情全面、系统地了解和分析，并且以此做出科学的疫情判断和抗"疫"决策。

（三）提升疫情网格防控的社会参与程度

党的十九大报告指出，要加强社区治理体系建设，推动社会治理重心向基层下移，发挥社会组织作用，实现政府治理和社会调节、居民自治良性互动。这就要求正确处理政府与社会的关系，构建共建共治共享的社会治理新格局。因此，在面对新型冠状病毒肺炎肆虐的当下，政府应善于"放权"，合理划分政府与社会的职能边界，能够由市场和社会组织去做的事情交给他们去做，政府通过购买服务、以奖代补等方式，鼓励社会力量广泛参与防治防控，同时政府做好管理和监督，提高其他主体服务的质量，推进"建设人人有责、人人尽责、人人享有的社会治理共同体"，激发社会治理的活力。当前是疫情感染和传播最为严峻的时期，需充分调动网格化管理机制中网格员的作用，特别是发挥群团组织、社会组织作用，可吸收社会组织、志愿者充实网格化服务和管理，以缓解当前社区疫情防控人员紧缺的问题，这也是社区防控网格化管理的重要之举。

（四）强化疫情网格防控员的服务意识

服务和管理是社会治理的基本任务。在当前社区疫情网格化管理中，应正确处理管理和服务的关系。管理与服务并不是对立的矛盾体，而是辩证统一体。寓管理于服务之中，在管理中体现服务，在服务中实现管理，二者相辅相成、互相促进。所以，忽视服务、只讲管理，或者脱离管理、空谈服务都是极端和片面的表现。在社区疫情网格化防控的过程中，应注重从管控为主到管理与服务相结合的转变，寓管理于服务之中，以人为本，用服务的理念去做管理的事情，自然会受到群众的认可，这样方可取得良好的效果。如：网格员可紧密联系重点人员，做到每天电话或视频回访、督促测量体温、解决生活所需并提供心理抚慰。网格员也可针对不同人群建立返程台账，明确由专人负责办理返程手续，对从疫情高发地区返程人员，详细记录其外出地址及工作单位，做到精准对接服务。此外，终端网格员还需要每天对社区里的小区楼院、楼道、单元门、小区门口、广场等公共场所做消毒和卫生防疫服务工作，阻断病毒传播渠道。这类甘于奉献的网格化服务意识和精神，可有效促进社区疫情的管理。

三、"社区—家庭—个体"多元联动机制

（一）社区层面

1. 全面抓好排查工作

做好有疫情高发地区旅行史人员的健康管理，提示其出现发热、乏力、干咳、呼吸困难等症状时及时报告和就医。要利用大数据等技术开展人员追踪管理，做到追踪到人、登记在册、上门观察。要规范疑似情况处理流程，及时按程序启动排查、诊断、隔离治疗。各地要及时公布发热门诊和定点医疗机构信息，并通过12320卫生热线、政府部门和医疗机构网站、家庭医生服务等，加强患者就诊指导，引导患者根据不同情况选择在家观察、就近接受初筛或到定点医疗机构就诊。医疗机构要加强预检分诊工作，根据患者症状体征和流行病学史，引导病例至专门的发热门诊就诊。

2. 规范发热门诊管理

发热门诊建筑布局和工作流程应当符合医院隔离有关技术规范要求，要加强留观室或抢救室的通风，配备符合要求、数量充足的医务人员、防护用品和卫生设施。医务人员要严格按照有关

流程规定进行防护。医疗机构要做好就诊患者管理，尽量减少患者拥挤。不具备设立室内发热门诊条件时，可安排到其他开放性场地。发热患者较多时，可由社区卫生服务中心、乡镇卫生院等基层医疗卫生机构对发热患者进行筛选、分类，避免患者无序流动，减少医院交叉感染。

3. 完善病例发现和报告制度

落实首诊负责制，切实做到早发现、早报告、早隔离、早治疗和集中救治。医疗机构要提高对新型冠状病毒感染的肺炎病例的诊断水平和报告意识，对于不明原因发热、咳嗽等症状的病例，应注意询问发病前 14 天的旅行史或可疑暴露史，增加"咳嗽次数""胸闷询问"等其他筛查方式和引导询问方式，提高患者检出率。对符合流行病学史和临床表现的新型冠状病毒感染的肺炎疑似病例、确诊病例，应立即进行网络直报。不具备网络直报条件的应当立即向当地县（区）级疾控机构报告，并于 2 小时内寄送传染病报告卡，县（区）级疾控机构接到报告后立即进行网络直报。负责网络直报的机构应根据实验室检测结果、病情进展，24 小时内对病例诊断类型、临床严重程度等信息进行订正。

（二）家庭层面

1. 最大程度减少人员流动

鼓励居家休养，教育引导群众减少春节期间走亲访友，减少公共交通和自驾出行，尽量不去或少去人群聚集的地方，尽量不去已经有疫情的城市，尽量减少与疫情城市返回人员的接触，自觉降低感染、传播疫情的风险。加强对进城务工人员的引导，劝其延后返城工作时间，减少跨地区人员流动。

2. 减少公众聚集活动

加强近期大型公众聚集性活动的管理，取消或延期各类大型活动，对文化旅游设施实行关闭或停止开放，尽量减少大型公众聚集。宾馆、饭店、旅店、文化娱乐场所、商业经营单位、公共交通工具等公共场所或者其他人员密集场所，应当落实消毒、通风等防控措施，并对进入人员进行提醒和防控知识的宣传教育。对集中居住和人群密集单位，可开展晨检工作。

3. 减少节假日期间集体聚餐

高度重视群体性聚餐可能引起疫情扩散的危害性，号召全社会减少或不组织群体性聚餐。切实加强村（社区）群体性聚餐管理，要求餐饮服务单位、乡厨及专业加工团队在疫情防控期间不得承办群体性聚餐宴席。居民委员会、村民委员会要参与群体性聚餐管控，严防疫情扩散。

4. 深入开展爱国卫生运动

加大环境卫生专项整治力度，严格对社区人群聚集的公共场所进行清洁、消毒和通风，特别要加强对农贸市场的环境整治，把环境卫生治理措施落实到每个社区、单位和家庭，防止疾病传播。加强社区科普，提倡健康饮食，保持个人卫生习惯，加强体育锻炼，保持规律起居和健康心态。

（三）个体层面

1. 强化个人责任

个人应按照《中华人民共和国传染病防治法》《中华人民共和国国境卫生检疫法》规定，协助、配合、服从政府部门组织开展的防控工作，如实提供有关信息，到过疫情重点地区或与确诊患者有密切接触的人员，应主动向有关方面报告。积极学习疾病防护知识和技能，培养健康生活方式，提倡"口罩"文明，避免接触、食用野生动物，近期尽量不参加公众聚集活动。

2. 做好老年人群防护

在社区和乡镇建立新型冠状病毒感染的肺炎疫情防控工作组织体系，建立专兼职结合的工作队伍，对老年人群给予重点关心，养老院、敬老院等机构和老年活动场所要做好疫情防控准备。发挥基层干部和医务人员合力，加强对老年人群健康监测，摸排人员往来情况，给予有针对性的防护建议。

3. 做好基础疾病患者防护

发挥基层医疗卫生机构和家庭医生团队作用，加强对高血压、糖尿病等基础疾病患者的健康教育、疾病监测等，对疑似新型冠状病毒感染的肺炎患者，立即转诊到定点收治机构，指导患者家属做好防护工作。相关医疗机构要成立重症病例医疗救治工作组，在对症治疗的基础上，积极防治并发症，及时进行器官功能支持。

四、区别化管理机制

（一）社区未发现病例

1. 加强组织动员

社区和街道乡镇干部要下沉到社区，定责定岗。在街道乡镇的领导下，社区牵头成立由社区干部、片警、社区卫生人员和物业等人员组成的社区防控工作组，发挥社区、村（居）委会和楼门三道防线，鼓励居民和志愿者参与，组成专兼职结合的工作队伍，实施网格化、地毯式摸排疫情高发地区人员往来情况，对社区、楼栋、家庭进行全覆盖，及时发现防控隐患线索，并向街道、乡镇报告。

2. 及时告知信息

社区要发布告示，要求从疫情高发地区返回人员立即到所在社区进行登记，向公众发布就诊信息，每日发布卫生健康行政部门发布的防控信息，提示出行、旅行风险。

3. 开展健康教育

社区要通过社区宣传栏、"一封信"、悬挂标语、微信公众号、微信群等多种形式将疾病防治核心信息传达到每一个家庭、每一个人；督促家庭在空气质量允许的条件下开窗通风，每天2～3次，每次不少于30分钟，加强日常清洁和消毒，减少家庭聚会；督促个人做到戴口罩、不握手、勤洗手、咳嗽时掩口鼻、少聚集、不信谣、不传谣。社区内不得组织大型公众聚集活动，督促公共场所进行清洁、消毒和通风，避免交叉感染。

4. 加强分类管理

对返（来）社区人员进行分类管控，入网、入格、入家庭。

建立下传机制，由社区主管部门将疫情高发地区返（来）社区人员名单下传社区。社区收到本社区有往来疫情高发地区的人员信息后，要监督此类人员接受居家医学观察，不得外出，并为其提供基本生活保障，确保落实到人、登记在册、社区管理、上门观察。建立上传机制，对出现发热、气促、干咳等症状者，社区要及时报告街乡镇政府，由街乡镇政府报告区卫生健康部门，迅速安排就诊。社区要督促其他来自疫情高发地区的人员主动自行隔离14天，外出时佩戴口罩；一旦出现发热，伴乏力、干咳等症状，督促其到就近医疗机构发热门诊排查。

5. 注重环境整治

大力开展爱国卫生运动，加大环境卫生整治力度，严格对社区人群聚集的公共场所进行清洁、消毒和通风，改善环境卫生状况，特别要加强对农贸市场的环境整治和非法贩卖野生动物的监管，把环境卫生整治措施落实到每个社区、每个单位、每个家庭。社区组织开展以环境整治为主、药物消杀为辅的病媒生物综合防治，对居民小区、垃圾中转站、建筑工地等重点场所进行卫生清理，处理垃圾污物；及时组织开展全面的病媒生物防治与消杀，有效降低病媒生物密度。

（二）社区发现病例

当社区居民中出现1例确诊病例或者在一个家庭、一个单元、一栋楼发现2例及以上确诊病例时，采取"内防扩散、外防输出"的策略，同时进一步落实以下措施：

1. 严格密接管理

各级医疗卫生机构要加强与社区的配合，规范开展流行病学调查，科学判定密切接触者。全市各区要指定隔离点，对无条件进行居家隔离的密切接触者开展集中医学观察。卫生健康部门要将有条件居家医学观察的密切接触者信息通报至各街道乡（镇），由街道、乡（镇）第一时间通知社区。社区要发动社区卫生人员对密切接触者进行规范管理，落实密切接触者居家医学观察措施。每日随访密切接触者的健康状况，为其提供基本生活保障。社区卫生人员一旦发现密切接触者出现发热、气促、干咳等症状，立即报告本区卫生健康部门及时启动排查、诊断、隔离治疗等程序，并做好患者的隔离控制和转送至定点医院的各项准备。

2. 加强消毒隔离

社区要协助做好病例家庭、楼栋单元、单位办公室、会议室等疫点的消毒，并在疾控机构的指导下做好公共场所清洁消毒。居民出入社区时要佩戴口罩，社区（村）要做到监督提醒。

3. 限制人员聚集

区政府报请市政府决定，可限制或停止社区内集市、集会等人群聚集的活动，关闭影院、网吧等公共场所，必要时停工、停业、停课。社区协助政府监督落实相关措施。

第四节　社区疫情划分及防控策略

一、社区疫情划分

（一）社区未发现病例

社区未发现病例，是指在社区居民中，未发现新型冠状病毒感染的肺炎确诊病例。

（二）社区出现病例或暴发疫情

社区出现病例，是指在社区居民中，出现 1 例确诊的新型冠状病毒感染的肺炎病例，尚未出现续发病例。

暴发疫情是指 14 天内在小范围（如一个家庭、一栋楼同一单元、一个工地等）发现 2 例及以上确诊病例，病例间可能存在因密切接触导致的人际传播或因共同暴露感染的可能性。

（三）社区传播疫情

社区传播疫情，是指在社区居民中，14 天内出现 2 例及以上感染来源不清楚的散发病例，或暴发疫情起数较多且规模较大，呈持续传播态势。

二、社区疫情防控策略

（一）社区未发现病例的防控策略

实施"外防输入"的策略，具体措施包括组织动员、健康教育、信息告知、疫区返回人员管理、环境卫生治理、物资准备等6项。

（二）社区出现病例或暴发疫情的防控策略

采取"内防扩散、外防输出"的策略，具体包括上述6项措施，以及密切接触者管理、加强消毒等2项措施。

（三）社区传播疫情的防控策略

采取"内防蔓延、外防输出"的策略，具体包括上述8项措施，以及疫区封锁、限制人员聚集等2项措施。

不同社区疫情的防控策略及措施详见表3-1。

表3-1 不同社区疫情的防控策略及措施

疫情情形	防控策略	防控措施
社区未发现病例	外防输入	1. 组织动员； 2. 健康教育； 3. 信息告知； 4. 疫区返回人员管理； 5. 环境卫生治理； 6. 物资准备；
社区出现病例或暴发疫情	内防扩散、外防输出	上述1~6项措施； 7. 密切接触者管理； 8. 加强消毒；
社区传播疫情	内防蔓延、外防输出	上述1~8项措施； 9. 疫区封锁； 10. 限制人员聚集。

第五节　社区疫情防控的资源配置与调动

一、社区疫情防控的资源配置

社区防控资源是社区防控的重要保障系统之一，它的最终目的是为社区应对疫情防控提供必要的资源保障。社区防控资源主要包括财力、物力资源等，物力资源是疫情防控的重要物质基础，配置的数量、种类、齐全程度等都会直接影响社区防控工作。

（一）经费保障

地方各级人民政府应当保障城市社区、农村基层传染病预防工作的经费。

省、市层面要制定社区防控工作总体方案，明确城乡社区组织开展疫情防控工作的任务要求，落实社区防控工作专项经费和物资供给，有效满足社区居民日常生活需求。

（二）物资配置

国务院有关部门和县级以上地方人民政府及其有关部门，应当根据突发事件应急预案的要求，保证应急设施、设备、救治药品和医疗器械等物资储备。地方各级人民政府要全面掌握本地区药品、防护用品、消杀用品、救治器械、设备设施等防控物资供需情况，动态掌握物资需求和生产、流通、库存运输及资源保障，组织各类防控物资生产企业生产。地方各级政府要统筹做好防护服、口罩、护目镜等各类物资储备，重点加大卫生防护资源的保障力度，确保医用物资储备数量相互匹配、消除短板，切实做到精准检测、精准分级、精准标识，为精准调配、精准使用创造条件、提供依据。同时要为社区配备必要的防疫物资，强化社区防控工作物资保障，重点配齐口罩、防护服、消毒液、非接触式体温计等各类卫生防护器材和防控器具。

二、社区疫情防控资源的调动

地方各级政府要统筹做好本地防控物资保障的协调工作，服从国务院应对新型冠状病毒感染的肺炎疫情联防联控机制统一调度，优先满足防控一线（含口岸防控一线）需要。各级政府在进行疫情防控时，应根据防控工作需要调动储备物资。卫生应急储备物资使用后要及时补充。县、乡层面要制定并完善社区防控工作实施方案和应急预案，加强对"未发现病例"社区的指导监督，重点强化对"出现病例或暴发疫情"和"传播疫情"社区的支持保障，确保防控责任到位、措施到位、效果到位。

在进行社区防控资源调动时，首先要将防控资源按类型或用途进行归类，这有利于防控资源的准备和调度，同时也有利于对防控资源需求的进一步划分，保持其结构的逻辑性和层次性；其次要加强与疫情防控指挥部各成员单位及物资保障组的协调配合，实现各方防疫物资需求就近就快及时调拨，提升物资调配速度。最后要加紧制定防控物资储备计划，整合应急储备仓库资源，强化物资调拨运输环节安全管理，提升紧急调拨能力。

（周绿林　许兴龙）

第四章　社区疫情防控的内容及流程

　　社区作为综合防控新型冠状病毒感染的肺炎疫情的关键力量，应按照民政部、国家卫生健康委员会《关于进一步动员城乡社区组织开展新型冠状病毒感染的肺炎疫情防控工作的紧急通知》（民发〔2020〕9号）、《关于加强新型冠状病毒感染的肺炎疫情社区防控工作的通知》（肺炎机制发〔2020〕5号）等文件精神，充分发挥社区动员能力，实施网格化、地毯式管理，群防群控，稳防稳控，有效落实综合性防控措施，做到"早发现、早报告、早隔离、早诊断、早治疗"，防止疫情输入、疫情扩散和疫情输出，控制疾病传播。

　　总的来说，新型冠状病毒感染的肺炎疫情的社区防控主要包含人员管理、日常管理、宣传教育和特殊场所管理等4个方面。

第一节　社区居民管理及流程

　　新型冠状病毒肺炎疫情的社区防控要在社区防控工作领导小组的领导下，以社区干部、社区卫生服务人员和家庭医生为主，鼓励居民和志愿者参与，组成专兼职结合的工作队伍，实施网格化、地毯式管理，责任落实到人，对社区、楼栋、家庭进行全覆盖。人员管理方面，坚持因地制宜、分类施策，对新型冠状病毒感染的肺炎疫情外防输入、内防扩散、外防输出，控制传染源、切断传染途径、保护易感人群。社区居民管理的基本流程如图4-1所示。

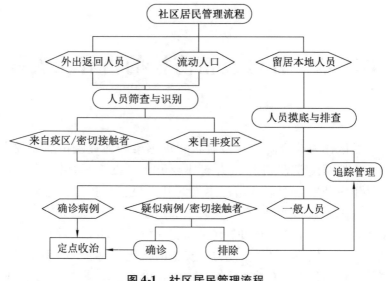

图4-1 社区居民管理流程

一、出行及归来人员的管理及流程

（一）人员筛查与识别

社区组织要在所在地区的疾病预防控制机构等专业公共卫生机构指导下，会同基层医疗卫生机构，按照"追踪到人、登记在册、社区管理、上门观察、规范运转、异常就医"的原则对流动人员进行管理，尤其加强对疫区归来人员的管理。从实践看，大部分地区没有成为疫区，根本上还是因为采取了及时有效的管理措施。因此，控制人口从疫区向非疫区的流动尤为重要，尤其要加强对社区流动人口的监测，及时把"火种"扑灭在产生的初期。

有条件的社区应在社区、小区出入路口对外来车辆、人员进行登记，逐人做好登记、筛查、甄别等工作，对来自或经过疫情地区的返回人员一律严格执行检验检测、医学观察、隔离治疗等措施，并做好台账登记工作。另外，对社区范围内的酒店、旅馆、民宿和日租房等也要逐一进行筛查，排查出来的可疑症状人员、来自湖北等重点疫区人员，要第一时间报告当地卫生健康部门，并采取相应的防控措施，严防疫情输入，特别是通过流动及返程人员在社区传播扩散。

（二）人员管理与追踪

1. 疫区返回人员的管理

社区应发布公告，向社区居民特别是疫区返回人员明确社区负责人、联系人具体联系方式，提供体温计、消毒液等必备品，以及必要的健康提示信息（如强调居家休息、不要串门聚集等），并向特定人员提供基本的生活保障。

从疫区或者经重点疫区返回人员，以及有与湖北等疫情高发地区人员接触史的人员应立即到所在社区进行登记，或通过电话、微信、网络联系的方式，主动向社区居委会登记。社区应组织力量监督其接受居家隔离观察 14 天，隔期观察期间不得外出，一天 2 次定时测量体温，并将测量结果上报社区联系人。

建立下传机制，上级主管部门应将其掌握的从湖北等疫情高发地区返回的人员名单下传至所在社区，社区应组织力量监督其接受居家观察，确保落实到人、登记在册、社区管理、上门观察。发现异常情况及时报告并采取相应的防控措施，防止疫情输入。

建立上传机制，对出现发热、气促、干咳等症状者，社区要及时报告本地区卫生健康部门，并按规定程序安排就诊，为疑似病例就医就诊提供帮助和支持，严格控制输入性病源的扩散和传播。确诊后应根据要求居家隔离或到政府指定地点或医院隔离，与之密切接触者也应立即居家隔离或到当地指定地点隔离。

2. 非疫区返回人员的管理

对非疫区返回人员也要全面询问其春节期间活动情况，发现与确诊病例、疑似病例、隔离观察人员有接触史的，以及家庭成员或亲属中有来自疫区的，要及时报告本地区卫生健康部门，并实行居家隔离观察 14 天。社区内外地返岗人员，全部实行居家隔离观察 14 天，并由所在单位及社区每日进行排查并做好记录。

二、疑似病例及密切接触者的管理及流程

（一）疑似病例范围

根据《关于加强新型冠状病毒感染的肺炎疫情社区防控工作的通知》（肺炎机制发〔2020〕5 号），疑似病例是指与确诊的新型冠状病毒感染的肺炎病例有如下接触情形之一，但未采取有效防护者：① 与病例共同居住、学习、工作，或其他有密切接触的人员，如与病例近距离工作或共用同一教室或与病例在同一所房屋中生活；② 诊疗、护理、探视病例的医护人员、家属或其他与病例有类似近距离接触的人员，如直接治疗及护理病例、到病例所在的密闭环境中探视患者或停留，病例同病室的其他患者及其陪护人员；③ 与病例乘坐同一交通工具并有近距离接触的人员，包括在交通工具上照料护理过患者的人员，该患者的同行人员（家人、同事、朋友等），经调查评估后发现有可能近距离接触患者的其他乘客和乘务人员；④ 现场调查人员调查后经评估认为符合其他与密切接触者接触的人员。

（二）疑似病例和密切接触者的管理

社区应发动社区干部、社区网格员、社区卫生服务中心医务人员和家庭医生队伍等对确诊病例和疑似病例的密切接触者进行规范管理（管理流程详见图 4-2），配合疾病预防控制机构规范开展病例流行病学调查和对密切接触者的追踪管理，落实相应的社区防疫管控，及时按程序启动排查、诊断、隔离治疗等程序。

对划为疫区的社区，必要时可采取疫区封锁措施，限制人员进出。有条件的社区可指定隔离点，对无条件进行居家隔离的密切接触者开展集中医学观察，一天 2 次定时测量体温。医学观察期间严禁外出，由社区负责提供生活保障。

对出现发热、气促、干咳等症状者，社区要及时报告本地区卫生健康部门，并按规定程序安排就诊，为疑似病例就医就诊提供帮助和支持，严格控制输入性病源的扩散和传播。确诊后应根据要求居家隔离或到政府指定地点或医院隔离，与之密切接触者

也应立即居家隔离或到当地指定地点隔离。

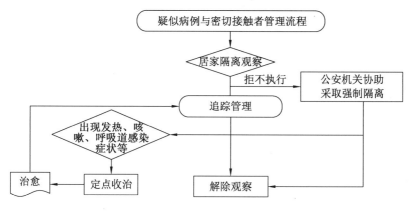

图 4-2　疑似病例与密切接触者管理流程

三、一般人员的管理及流程

社区应落实突发公共卫生事件一级响应要求，主动配合全市社区排查防控走访，如实提供近期社区居民流动情况。建设专兼职结合的工作队伍，责任到人、联系到户，确保各项防控措施得到切实落实、不留死角。

（一）人员摸底与排查

社区干部、社区网格员、社区卫生服务中心医务人员和家庭医生队伍要形成合力，以社区为网格，以家庭为单位，对辖区内所有居民情况进行全面摸底排查，人员摸底与排查流程详见图4-3。进而建立包含人员往来情况、探亲休假地点、接触人群、身体状况等的清单，实行动态台账管理。尤其要对与确诊的新型冠状病毒肺炎病例有密切接触的人员开展排查并实施居家或集中医学观察，有条件的社区可以实施集中观察。每日随访密切接触者的健康状况，指导观察对象更加灵敏地监测自身情况变化，并随时做好记录。做好患者的隔离控制和转送定点医院等准备工作。

改进入户排查方法，社区居民排查要严格按照"不漏一户、不落一人"和"社区全覆盖排查核查至少每 5 天一次"的要求，采取调查走访、入户排查的方式进行，确实不能当面核实的也要通过电话联系的方式进行核查，不得以张贴告示、要求本人主动到社区登记等方式代替入户排查。入户排查的同时做好宣传引导，引导社区居民主动配合做好疫情防控工作。任何人发现确诊或者疑似新型冠状病毒感染的肺炎病例时，都应及时向社区或者当地疾病预防控制机构报告。尤其要指导家庭做好对儿童、老年人等新型冠状病毒感染的肺炎易感人群的防控工作落实。

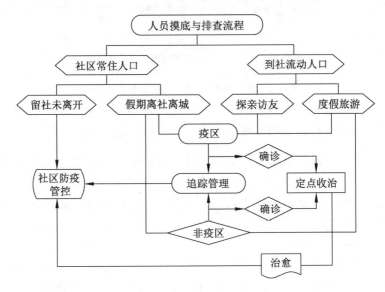

图 4-3 人员摸底与排查流程

（二）特殊人员的管理

1. 儿童的管理

儿童相较成年人抵抗力较差，是新型冠状病毒肺炎的易感人群。为此，社区在进行疫情防控的过程中，要帮助社区居民做好对居家儿童的管理工作。具体来说：① 儿童应尽量避免外出，不到人员密集和空间密闭的场所，不走亲访友，不与有呼吸道感染症状的人接触，确需外出的要正确佩戴口罩，做好防护措施；② 家长要加强居室通风，做好室内消毒，创造清洁的生活环境，外出回家后洗手更衣再接触儿童；③ 家长要教会儿童正确的洗手方法，督促儿童勤洗手、不乱摸，适度运动，合理膳食，充足睡眠，帮助儿童养成良好的卫生习惯；④ 母亲母乳喂养时要佩戴口罩、洗净手，保持局部卫生；⑤ 家长为密切接触者的家庭，家长需居家隔离的，应当与儿童分开居住；⑥ 儿童如出现发热、咳嗽、流涕等呼吸道感染症状，应当及时就诊，遵从医务人员指导。

2. 老年人的管理

基于对新型冠状病毒感染的肺炎死亡病例构成的分析可见，死亡病例多见于老年人和有慢性基础疾病者，因此老年人也是疫情防控的重点。为此，社区在进行疫情防控的过程中，尤其要关注老年人的身体健康状况。从社区老年人的构成看，主要包含居家养老的老年人和居住在养老机构的老年人两类。

第一，做好居家老年人的管理工作。居家老年人的社区管理应着重注意以下内容：① 老年人应尽量避免外出，不到人员密集和空间密闭的场所，不走亲访友，不与有呼吸道感染症状的人接触，确需外出的要正确佩戴口罩，做好防护措施；② 每天要定时测量体温；③ 加强居室通风，做好室内消毒，创造清洁的生活环境，外出佩戴口罩，回家后洗手更衣；④ 对独居的老年人，子女及社区工作人员应密切关注老人的日常生活，保持通信畅通；⑤ 要特别关心老年人的健康状况、饮食情况、睡眠情况和精神情况等。

第二，做好养老机构老年人的管理工作。社区内的老年康复、护理等养老机构应配合社区做好对老年人的健康监测和防护工作，具体来说：① 养老机构应制定和遵照专门的疫情防控办法，并在疾控机构指导下，做好发热老年患者的筛查、发现、登记，以及相关信息的报告和处理工作；② 配合社区向老年人普及科学防控知识，指导做好老年人防护，保持良好的卫生和健康习惯，高度重视老年人的心理调节，尽量减少院内感染；③ 养老机构应配合社区联防联控工作，停止举办聚集性活动，实施严格消毒，保持环境卫生，及时发放日常防护品；④ 疫情严重的地区，应设置隔离观察室，有条件的设置隔离室和消毒室，必要时实施封闭式管理；⑤ 对疫情实行"日报告"和"零报告"制度，紧急情况随时报告。

老年人一旦发生疑似症状或者发热，应立即转诊到定点医院。

第二节　社区的日常管理及流程

一、社区环境的整治及流程

社区要发动社区干部、社区网格员、社区卫生服务中心医务人员和家庭医生队伍等大力开展爱国卫生运动，进行以环境整治为主、药物消杀为辅的病媒生物综合防治。同时，动员驻区单位和物业服务企业进行环境卫生整治，确保社区环境干净整洁。具体来说：① 协助疾病预防控制机构做好病例家庭、楼栋单元、单位办公室、会议室等疫点的消毒，对人群聚集的公共场所和公用设施进行严格清洁、消毒和通风；② 对居民小区、垃圾中转站、建筑工地等重点场所进行卫生清理，处理垃圾污物，消除鼠、蟑、蚊、蝇等病媒生物孳生，及时组织开展全面的病媒生物防治与消杀，有效降低病媒生物密度；③ 基层医疗卫生机构诊疗环境要每日清洁消毒，严格按照有关规定规范处置医疗废物；④ 疫情解除前，社区应暂停社区图书室、文体活动室、老年活动室等人员聚集型场所服务活动，对于确有需要的可探索采取电话预约等一对一服务方式。

此外，社区组织还要积极配合卫生健康、市场监管等有关部门加大对集贸市场的整治力度，对集贸市场、便民摊点群等进行环境卫生巡查，根据当地疫情情况和上级主管部门要求，暂停人群聚集营业场所营业。

二、日常健康监测及流程

社区应发动社区干部、社区网格员、社区卫生服务中心医务人员和家庭医生队伍等建立入户排查的日常管理制度，社区居民排查要严格按照"不漏一户、不落一人"和"社区全覆盖排查核查至少每 5 天一次"的要求，灵活运用调查走访、入户排查、电话联系等方式进行相关信息核查。

对确诊病例和疑似病例的密切接触者进行追踪管理，每日随访密切接触者的健康状况，指导观察对象更加灵敏地监测自身情况变化，并随时做好记录，做好台账的动态管理工作。同时做好患者的隔离控制和转送定点医院等准备工作。

社区各零售药店、个体诊所工作人员，对前来购买治疗发热、咳嗽药品的人员，要详细询问、了解有关情况，并做好购药信息登记，力劝患者及时到医院就诊，并将相关信息反馈给社区联系人，做好追踪管理。如发现新型冠状病毒肺炎疑似病例，应以最快的方式向所在社区及当地疾病预防控制机构报告。社区应鼓励所在社区居民对新型冠状病毒肺炎疫情进行监督，一经发现疑似人员或密切接触者，应及时向当地疾病预防控制机构或指定部门报告（根据《中华人民共和国传染病防治法》第三十一条，任何单位和个人发现传染病病人或者疑似传染病病人时，应当及时向附近的疾病预防控制机构或者医疗机构报告）。

三、信息上报及突发事件处理流程

社区应结合实际情况，完善本社区的信息上报制度，每天按时、按要求报送疫情信息，出现疫情及时向相关部门上报。

（一）日常防控信息上报

社区应按照当地党委、政府统一要求，对辖区内新型冠状病毒肺炎疫情实行"日报告"和"零报告"制度，紧急情况随时报告。社区应动员居民小组长、楼门栋长等自治组织成员、物业服务企业和志愿者，对居民院落（楼、门、栋）、小区、驻区单位、商业企业等进行细致摸排，详细掌握社区内流动人口、常驻居民及被隔离者等群体的疫情防控信息，每日汇总、制表和上报。同时做好相关信息的归档和备查，但要保护被隔离者的个人隐私信息。社区组织每天按要求实时报送疫情信息，不允许迟报、漏报、瞒报。

社区需严格对辖区内各类活动的管理，在疫情解除前不举办各类人员聚集性活动。确因工作需要在社区开展活动的均应严格按程序报批，并做好相关活动信息报告工作。加强社区间信息沟通，实现社区间人口流动信息的及时、有效衔接。引导社区居民运用社区信息平台反馈个人健康信息。

（二）突发事件应急处置

由于疫情防控工作是现阶段社区工作的重中之重，社区疫情防控领导小组应指导社区干部坚守工作岗位，坚持 24 小时值班，并制定应急预案，建立突发事件应对和报送机制，落实防控措施。同时加强社区之间的信息沟通，实现社区之间人口流动的全方位监控，加强与卫生健康、公安、教育和农业农村等部门的信息沟通，实时掌握疫情状况，做到防患于未然。

第三节　社区宣传教育

在新型冠状病毒肺炎防控中，宣传教育是社区居民知晓、预防、报告的首要环节，也是防止疫情扩散的重要步骤。社区要依托微信群、社区公众号、社区 QQ 群、智慧社区客户端等社区信息平台，用好社区黑板报、标语、公示栏、LED 电子屏等阵地，按照当地党委、政府的统一要求，及时发布和动态更新当地疫情防控动态、联防联控的政策措施，引导社区居民关注权威发布，不信谣，不传谣，消除社区居民的忧虑和恐惧心理。同时，广泛宣传疫情防控相关健康知识，引导社区居民自觉养成佩戴口罩、勤洗手等卫生习惯，疫情防控期间不参与各类群体性活动，使新型冠状病毒感染的肺炎防治宣传家喻户晓。

一、政策法规宣传

疫情防控期间，国家、省和县（市）政府为应对新型冠状病毒肺炎疫情出台了一系列具有法律性质的文件，社区可依托相关信息平台对与社区居民工作、生活相关的文件予以发布，同时对与社区疫情防控相关的内容给予解读，稳定群众情绪，树立群众信心，避免引发社会恐慌。

社区应对在疫情防控期间出现的妨害疫情防控、危害公共安全行为可能导致的后果，向社区居民予以广泛宣传。如按照相关法律规定，疫情防控期间，在公共场所起哄闹事，造成公共场所秩序严重混乱的；明知感染或者疑似感染，故意进入公共场所或者交通工具传播的；对医务人员实施吐口水的行为，致使医务人员感染的；以暴力、威胁等方法阻碍国家机关工作人员和其他工作人员依法履行防疫、检疫、强制隔离、隔离治疗等措施的，构成犯罪的，依法追究刑事责任，不构成犯罪的，依法处以治安处罚。

二、防控情况通报

疫情防控期间，社区应每日发布卫生健康行政部门发布的国家、省和所在地区防控信息，以及辖区内的疫情防控信息，向社区居民提示出行、旅行风险。另外，要及时解疑释惑，积极回应群众的关切，防止以讹传讹。

三、防控知识宣传

（一）发布就医信息

疫情期间，社区应通过多种渠道和方式向公众发布就诊信息和就医指南。对一般社区居民及其家庭成员来说，如果出现呼吸道感染症状而无发热者应首先到社区卫生防护中心（乡镇卫生院）就诊，发热患者到发热门诊就诊，并及时将就诊结果反馈给社区联系人。社区联系人做好社区健康台账的动态管理。

对于新型冠状病毒感染的肺炎疑似病例和密切接触者，如果出现发热应到定点医院就诊，并将就诊结果反馈给社区联系人。社区联系人做好社区健康台账的动态管理。

（二）加强健康教育

社区健康教育是指在社区卫生服务中，医务人员利用健康教育的手段与方法，鼓励与帮助居民达到健康状态的愿望，诱导并鼓励人们养成并保持有益于健康的生活习惯，养成健康的行为习惯，从而使人们达到最佳的健康状态。疫情期间，应充分利用多种手段、信息平台，有针对性地开展有关新型冠状病毒感染的肺炎防控知识的宣传，积极倡导讲卫生、除陋习，摒弃乱扔、乱吐等不文明行为，营造"每个人是自己健康第一责任人""我的健康我做主"的良好氛围。

社区居民预防新型冠状病毒肺炎应坚持七项指导原则：① 加强个人卫生，用肥皂和自来水（流动的水）洗手，不要共用毛巾，勤晒衣服和被褥等；② 避免参加集会、聚会，乘坐公共交通工具或前往人群密集场所时做好防护，生活、工作场所注意通风换气，搞好环境卫生；③ 保持良好的个人卫生习惯，打喷嚏、咳嗽和清洁鼻子后要洗手；④ 根据天气变化，注意防寒保暖；⑤ 均衡饮食、定期运动、充足休息、减轻压力，增强身体的抵抗力；⑥ 避免与呼吸道感染患者接触，接触时需戴口罩，注意手的清洁和消毒；⑦ 避免接触可疑的动物（尤其是野生动物）、禽鸟类或其粪便。

（三）营造良好抗"疫"环境

社区应加大对社区防控工作中表现突出的组织、机构和社区工作者、基层医务人员的表扬力度。大力宣传社区防控工作中涌现出的先进人物和事迹，重点宣传社区志愿者和广大社区居民在参与社区防控工作过程中发生的好人好事，用身边事教育引导身边人，营造全社会关心、支持、参与社区防控工作的良好氛围。参与社区防控的社区工作者和社会组织、志愿者等需要了解新型冠状病毒感染的肺炎疫情防控的基本知识、学会自我保护，同时为社区居民做好示范。

四、心理疏导与支持

少出门、不聚会是阻断新型冠状病毒感染的肺炎传播的重要方式。但长时间待在室内，可能出现烦躁、焦虑等情绪，出现频繁刷手机、作息紊乱等情况。这主要是生活方式改变带来的不适，而且这种改变不是人们的主动选择，是疫情防控需要的适应性改变。根据国际心理援助准则，面对这种情况应采取积极的应对方式，包括获取良好的社会支持，与信任的人如家人、朋友通过电话、用网络进行交流和沟通，做一些自己感兴趣或者能有愉悦感的事情。

（一）自我疏导的日常举措

针对疫情期间可能出现的心理改变，社区应通过多种渠道、多种方式向社区居民宣传一些简单、可操作的自我心理疏导方法。比如：① 每天适度关注疫情和了解防护知识，最好安排在固定时间；② 每天固定时间测量体温，并做好记录；③ 调整生活状态，吃好睡好作息规律；④ 保持与家人及朋友的联络，可以通过微信、电话及网络等与长时间未见面的家人、朋友聊天；⑤ 可以利用闲暇时间看几本以前没有时间看的好书、好剧；⑥ 让紧张的身体、大脑放松下来，可以做一做深呼吸或者跟着音乐做一些适宜的室内运动，提高机体抵抗力，保持愉悦的心情。

（二）特殊群体和困难家庭支持

特殊群体和困难家庭一直是社区组织关心照顾的重点人群。疫情期间，社区更应加强对特殊群体和困难家庭及其成员的关怀慰问，帮助解决疫情防控期间遇到的生产、生活问题。疫情发生后，社区一方面可通过公告的方式向社区居民发布特殊群体和困难家庭信息上报渠道；另一方面可同步入户排查，做好需帮扶人员信息登记和核实工作。而后，动员社区党员、社区工作者、物业服务企业、社区志愿者等对这部分群体进行关心帮扶，及时了解他们的健康和生活情况。总的来说，这类人群包含承担隔离任务的医务人员家属、长期慢性病患者、被隔离的社区居民及其家属等几类人群。具体来说：

第一，社区要加强对基层医疗卫生机构工作人员的关心支持，主动了解并协调解决其家庭实际困难。对于家庭成员有医务人员且承担隔离治疗任务的，要组织社区工作者和志愿者，协助做好对其共同居住父母、子女的照顾工作。

第二，对患有其他慢性疾病的社区居民，要重点加强健康宣传教育，提高其预防交叉感染的意识和能力。因这部分居民需长期服药，社区可通过协调协助其解决可能存在的购药困难。

第三，对有家庭成员接受隔离治疗的，要督促其他家庭成员做好居家医学观察，同时为其提供必要的心理健康服务和心理危机干预，有效纾解疫情的心理影响。尤其对生活不能自理，且子女亲属已接受隔离治疗的老年人，要协调相关养老服务机构为其提供专业服务。

此外，还包含因疾病、残疾等卧床生活不能自理，以及因缺少稳定经济来源导致生活困难的人群等。

第四节　特殊场所管理及流程

一、学校管理及流程

社区内各级各类学校（含高等学校、中等职业学校、中小学校、幼儿园等）要充分认识新型冠状病毒感染疫情防控工作的严峻性和复杂性，成立专门的疫情防控工作领导机构，紧密配合社区做好疫情联防联控工作。各级各类学校均要按照所在市教委规定时间开学，并将开学时间报所在社区疫情防控工作领导小组。

（一）加强健康教育，做好防病提示

学生复学前，各级各类学校应通过微信、QQ、网站等各种方式加强对学生的健康教育，宣传普及疫情防控知识。要求全体师生员工避免到通风不畅、人员密集场所活动，疫情解除前避免前往疫情防控重点地区。加强关心关怀，引导师生员工做好科学防护，养成良好的卫生习惯和健康的生活方式。

学生复学后，各级各类学校要利用墙报、校内广播、上卫生课等多种形式进行新型冠状病毒感染的肺炎知识的宣传教育，加强对师生的健康教育，并将疫情防控知识作为重要内容纳入开学第一课。同时，充分利用心理咨询和辅导中心，为疫情防控下的学生提供心理危机的干预和咨询。

（二）深入排查情况，实施分类管理

学生复学前，各级各类学校应借助网络全面摸排并掌握本校师生员工假期动向，精准掌握师生员工返校前 14 天和确诊病例、疑似病例、疫情防控重点地区人员接触情况，对疫情防控重点地区生源、家庭所在地为疫情防控重点地区或近期到过疫情防控重点地区的重点人群要予以重点关注，并针对性地制定返程方案。

务必做好假期留校学生的卫生安全工作，重点加强校舍，特别是宿舍、食堂的卫生安全管理，严格控制外来人员随意进入校园，严禁外来人员留宿；关注师生员工健康情况，切实做好体温测量、场所消毒及相关保障工作，通知师生员工避免与疫情防控重点地区来访者接触。

学生复学后，建立晨检制度，每天及时掌握教职工和学生健康状况，一旦发现学生、教职员工有发热、头痛、咳嗽等症状，要及时送到医院检查治疗。如果医院诊断为疑似或确诊病例，要及时报告所在社区和当地疾病预防控制中心、教育局，并按社区疑似和确诊病例处置方法进行相应隔离，隔离期过方可返校。对确诊病例的密切接触者（同班、同室、同事等）要加强观察，凡有可疑病症（发热、头痛、咳嗽）者，要及时送到医院检查治疗。

（三）加强教学场所管理，制定工作预案

疫情解除前，各级各类学校严禁组织大型活动，确需举办的，必须严格按规定报批。复学前，各级各类学校要针对疫情防控工作重点制定相应预案，密切关注疫情进展，动态细化、完善防控措施，并落实各项部署要求。保持与所有师生员工密切联系，跟踪了解健康状况。

复学后，认真做好学校室内外的环境卫生。加强课室、午休室和活动场所等通风换气，保持室内空气清新。尽量不使用空调，确要使用空调设备的场所，必须定期换气。对出现新型冠状病毒感染的肺炎患者的学校，患者活动过的室内场所要按疫点进行彻底消毒。在突发公共卫生事件一级响应解除前，高校实行封闭式管理，建立入校人员体温测量和登记制度。

（四）加强值班值守，确保信息畅通

复学前，各级各类学校均要做好假期间的值班值守工作和对值班人员进行专门培训，并通过有效方式公布值班电话和报市教卫工作党委、市教委备案。

加强信息报送，不得漏报、迟报、瞒报，落实疫情防控"日报告""零报告"制度，如发现异常，迅速报告社区和上级主管部门，切实做好信息报送工作。

二、社区企业管理及流程

企业复工，容易形成人员集聚和造成疫情的输入和传播，威胁社区居民身体健康和生命安全，责任重大。企业要成立专门的疫情防控工作领导机构，紧密配合社区做好疫情联防联控工作。各类企业均要按所在地区政府规定时间复工复产，并将复工复产时间报所在社区疫情防控工作领导小组。

（一）做好人员排查和企业消杀工作

企业要协助社区做好员工排查登记，掌握复工复产每名员工的健康状况、假期行程，对来自或者去过疫情严重地区的员工建立台账并进行动态管理，按规定程序上报和对其采取隔离观察。对仍滞留疫情严重地区的员工，要劝其暂缓返岗。

复工复产前，企业必须提前对厂区内办公场所、员工居住地、公共场所和人员聚集场所的设施、设备进行消杀防疫。企业复工后特别是复工当天对进出企业的车辆、人员的登记、消杀防疫措施要到位。

（二）做好健康教育和防控知识宣讲

企业要制定疫情防控知识培训计划，复工前做好员工防控培训，宣传卫生防疫相关知识，教育员工搞好个人卫生，养成戴口罩、勤洗手等良好习惯，特别是班前、班后应洗手，不开展群体性聚集活动，提高员工预防疾病的意识。

复工后，在生产办公场所显著位置设置新型冠状病毒肺炎相关防控知识宣传专栏，大力普及相关防控知识，并将相关宣传资料发放到位。以车间、班组为单位多渠道、多方式做好疫情防控的宣传教育工作，宣讲要到位，配合社区做好疫情联防联控工作。

（三）做好日常监测和信息上报

有条件的企业原则上要实施封闭管理和弹性工作制，严禁无关人员进入本单位生产办公场所。坚持每日对所有进出人员进行体温检测，上班前、下班后对工作场所和人员集中的重点区域进行消杀防疫。鼓励实行错峰上下班，可采取网上办公、视频会议、分散就餐等措施降低人员流动和聚集风险。坚持每日对进出车辆、人员进行登记、消杀防疫。坚持每日向属地政府、所属社区报告情况。

三、公共场所管理及流程

（一）公共场所的日常管理

疫情防控期间，社区内景区景点、娱乐场所（KTV、酒吧、网吧、洗浴中心、健身房及其他娱乐场所），以及公共文化体育游乐场所等公共场所均要按照市场监管局规定时间营业，最大程度地减少或者取消存在明显交叉感染风险的公众聚集活动。对于疫情期间营业的公共场所，应基本做到：① 避免或禁止客流量的超标；② 保持室内外环境卫生清洁，减少灰尘飞扬；③ 公共场所经常使用或触摸的物品定期用消毒液浸泡、擦拭消毒；④ 垃圾要及时清运，日产日清；⑤ 安全合理使用空调通风系统，防止因空调通风系统开启导致的新型冠状病毒感染的肺炎疫情的传播和蔓延，最大程度地保护使用者；⑥ 对发现有过新型冠状病毒肺炎确诊病例活动的公共场所，视为疫点，应按照疫点消毒方法进行消毒处理。

（二）特殊公共场所的管理

针对不同公共场所的特殊性，社区还应指导相应的场所针对性做好疫情防控工作。

第一，对社区内农贸市场、水产品市场、餐饮服务单位等场所要加强清洁、通风等卫生管理和消毒防控措施，工作人员上岗前必须佩戴口罩和进行必要的防护工作，坚决禁止活禽销售，严厉打击野生动物非法交易。农业、林业、卫健等部门要及时开展野生动物疫病监测，严格按相关规定规范处理病死动物。社区内停办一切婚丧宴席，禁止举办聚餐、酒席等活动，已经订餐的取消或延期举办。

第二，商场、超市工作人员必须全程、正确佩戴口罩上岗，并在经营场所出入口处设置检查站，配备体温监测仪，未佩戴口罩或体温超过正常值的顾客，一律不允许进入。对拒不执行的要加强法制教育，对扰乱公共场所秩序的由公安机关依法严肃处理。同时，加大消毒灭菌和通风换气频次。对于空间密闭、通风功能差、不具备消毒杀菌条件的商场、超市，予以暂停营业。

第三，对违反上述规定的经营场所，一经发现或经举报查实，立即予以停业。社区内公共场所要加大宣传引导力度，充分利用广播、大屏幕等向广大消费者及员工宣传关于疫情的防控措施，增强社区居民的自我保护意识。

（张心洁）

第五章　社区卫生机构的防控

社区卫生机构和县（区）级疾病防控机构在新型冠状病毒肺炎疫情防控中发挥着重要作用，是各项防控措施落实到社区、居民的重要载体。

第一节　值守应急体系和信息报送

为切实做好本地区新冠肺炎疫情防控工作，落实"早发现、早报告、早隔离、早诊断、早治疗"原则，根据国家相关文件精神，社区卫生机构应成立新冠肺炎疫情防控工作小组，并明确各小组工作职责。同时，落实疫情期间医务人员加班值班制度，并根据疫情发展对日常诊疗工作做出相应调整。

一、成立防控工作小组

要做好新冠肺炎疫情的防控工作，就要提高工作效率，严格做到"不留死角、不留盲区、不放过任何一条线索"。按照重大突发公共卫生事件一级响应有关要求，社区卫生机构要强化组织领导并成立疫情防控工作领导小组，下设综合协调组、疾控防控组、医疗救治组、宣传教育组、督导组、后勤保障组等工作小组（如图5-1）。各小组将新冠肺炎疫情防控工作作为首要工作任务，认真研究部署，明确分工，确保按时完成各项防控任务。

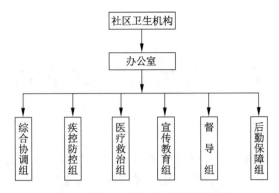

图5-1 社区卫生机构防控领导小组

各小组严格落实组长负总责、副组长直接负责、各部门分工协作的防控工作机制，根据制定的应急预案，强化防控措施，并根据应急预案制定各小组的工作流程，规范开展新冠肺炎疫情防控工作。各小组工作职责如下：

（1）综合协调组：负责各小组人员调配和防控工作协调。

（2）疾控防控组：对集中隔离和居家隔离人员进行管理、健康知识宣教，执行各相关场所的消杀等工作。

（3）医疗救治组：在发热门诊对患者进行筛查，对居家隔离不适者提供上门就诊服务，必要时嘱其按要求就近到发热门诊就诊。

（4）宣传教育组：充分利用展板、广播、微信、QQ群等多种方式，有针对性地开展新型冠状病毒感染的肺炎防治知识宣传，倡导"少出门，不聚会，戴口罩，勤洗手，多通风"，营造"每个人是自己健康第一责任人""我的健康我做主"的良好氛围，推广健康生活方式，使群众充分掌握新冠肺炎防护要点。

（5）督导组：主要对疫情防控期间社区卫生机构各项措施的落实情况进行考核。

（6）后勤保障组：主要负责后勤保障，如防护物资的储备和保管等。

二、健全值守应急制度

为有效应对新冠肺炎疫情，保证各项工作有序开展，社区卫生机构应健全值守应急制度。要求全体医务人员取消休假，24 小时待命，坚守岗位。

（1）落实领导带班制度，健全值班轮班制度，确保应值岗位 24 小时有人值守，保证联络渠道信息畅通。

（2）建立各项工作台账和联系机制，调派熟悉工作的人员做好值班值守，社区卫生机构留足在岗人员，做好应急方案。

（3）应急队伍及各类卫生应急队伍要做好应急值守，随时待命，做好人员、装备和物资准备工作，确保一旦发生突发事件，能在指定时间内集结出发。

（4）及时开展对公众的健康教育与风险沟通，指导做好公众和特定人群的个人防护，指导开展特定场所的消毒。

（5）提高院感防控能力，实行标准预防，从严做好医疗器械、污染物品、物体表面、地面、电梯间和卫生间等的清洁与消毒。各医疗机构应当对本机构内感染防控。

（6）严格做好出入人员管控，医疗机构要对院区出入口进行统一管理，减少出入通道，在入口处设立体温监测点。进入医疗机构的所有人员，必须佩戴口罩，先进行体温检测、登记。

（7）严格实行预检分诊制度和首诊负责制，规范设置发热诊室，确保早发现、早报告、早隔离、早诊断、早治疗。

三、做好信息收集与报送

要做好信息收集、登记与报送工作，具体事项如下：

（一）医务人员自身健康状况

社区卫生机构每日向区卫健委汇报医务人员、保安及工勤等社会用工人员的身体健康状况。

（二）住院患者健康状况

社区卫生机构对住院患者及陪同人员每日进行健康状况排查

并记录，并将排查结果及时向区卫健委汇报。

（三）就诊人员登记情况

社区卫生机构每日向区卫健委汇报门急诊就诊人次数、发热人数及转诊人数。

（四）密切接触者管理情况

社区卫生机构工作人员每日两次巡诊并进行体温登记，询问密切接触者健康状况，填写密切接触者医学观察登记表，每天向分管领导汇报。

（五）重点监测对象情况

社区卫生机构人员入户为"三包一"服务对象进行防控指导、体温监测，做好服务记录，并及时向分管领导上报相关信息，确保社区重点监测对象人员排查不落一户、不漏一人。

（六）各卡口接送情况

社区卫生机构安排专人配合街道、公安将高速公路出口接到的外地入城人员送往居住地，并每日统计辖区内"卡口接送"人数及人员健康状况，并向分管领导汇报。

四、调整日常诊疗安排

（一）加强门急诊管理

1. 普通门诊

在严格做好测量体温、预检分诊的基础上，必须严格执行"一人一诊一室"，引导患者错峰就诊、无紧急情况暂不就诊，尽量减少患者聚集。暂停口腔科、胃镜室、眼科等高危科室门诊服务。

（1）孕产妇、儿童保健科：通过微信、APP、电话、视频等方式加强对孕产妇、儿童家长进行健康教育和卫生指导，让孕产妇、儿童家长及时获得安全、有效、全程、便捷的基本医疗和公共卫生服务。

（2）预防接种科：实行预约制接种，逐一电话通知预约接种对象，并告知一个孩子仅能一位家长陪同，合理安排门诊开放时间，错时服务，严格限制人流，一小时只接种一名儿童，人员之间保持 1 米距离。避免接种服务区域内出现人员聚集现象，合理安排在大厅候诊、候种、接种、留观等环节人员之间的间隔。

2. 慢病门诊

为做好疫情期间慢性病患者的日常医疗卫生服务，社区卫生机构应积极采取"提前预约、错峰就诊、优化流程"的方式，尽量避免候诊患者聚集。同时，向失能、高龄老年人，居家医学观察人员，行动不便的慢性病患者提供上门巡诊、家属代取药、长期处方等服务，实现"问—取—送"一站式服务，保障慢性病患者和居家医学观察对象的用药需求。

（二）加强住院和手术管理

（1）病区预留隔离病房，必要时对其他病房进行改造。对于疫情发生后预约住院的患者，可根据情况适当延后入院时间。加强社区卫生机构病房 24 小时门禁管理，患者住院期间不得擅自离开病房，禁止探视，危重患者确需陪护的，只允许安排 1 名固定陪护人员，并做好个人信息登记和有效防护。

（2）非急诊手术延后择期进行，所有手术患者均应进行核酸检测，并向患者做好沟通解释工作。

（三）充分发挥家庭医生作用

对于签约家庭医生的社区居民，在疫情防控期间，家庭医生要通过微信、QQ、电话、APP 等多种方式与居民联系，在线解答居民健康咨询，让居民足不出户获得基本健康服务。

防疫期间社区卫生机构就诊流程如图 5-2 所示。

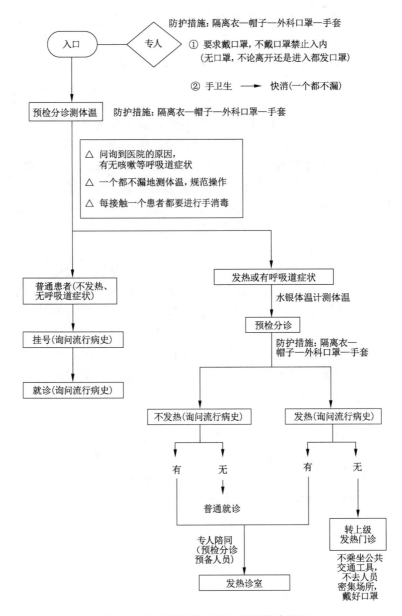

图 5-2　防疫期间社区卫生机构就诊流程

第二节　预检分诊与转诊

预检分诊制度是指医疗机构为有效控制传染病疫情，防止医疗机构内交叉感染，根据《中华人民共和国传染病防治法》的有关规定，对来诊的患者预先进行有关传染病方面的甄别、检查与分流制度。医务人员在接诊过程中如发现新冠肺炎疑似患者应按患者转运流程及时将其转送至定点医疗机构诊治。

一、社区卫生机构及医务人员的工作任务

根据有关规定，医疗卫生机构应当在接到国家卫健委和省、自治区、直辖市人民政府发布的特定传染病预警信息后，按照当地卫生行政部门的要求，加强特定传染病的预检、分诊工作。根据新冠肺炎的主要传播途径，医疗卫生机构发现疑似患者时，应当依法采取隔离或者控制传播措施，并按照规定对患者的陪同人员和其他密切接触人员采取医学观察和其他必要的预防措施。

（一）社区卫生机构的工作任务

（1）设立感染性疾病科或发热预检分诊点，具体负责医疗机构预检分诊工作，并严格执行发热患者接诊、筛查、规范引导、及时转诊等流程，认真落实发热患者登记报告和追踪制度。

（2）设立发热诊室和临时隔离点，并在独立区域设置，应有明显的标识。按照《医院空气净化管理规范》要求，应保持诊疗环境通风良好。严格执行《医疗机构消毒技术规范》等文件要求，做好环境、器械、患者用物等的清洁消毒，具体包括紫外线空气消毒，物体表面、地面、办公用品和诊疗用品的清洁和消毒。

（3）社区卫生机构应设单独入、出口，且专人值守，防止人流、物流交叉，并做好医疗废物管理。

（二）医务人员的工作任务

（1）从事预检分诊的医务人员应根据不同风险分级认真做好个人防护，戴医用外科口罩、工作帽，着工作服、普通隔离衣，戴乳胶手套。配备含可有效杀灭新型冠状病毒成分的速干手消毒剂。

（2）医务人员在接诊过程中，应当注意询问患者有关的流行病学史、职业史，结合患者的主诉、病史、症状和体征等对来诊人员进行传染病的预检。经预检为新冠肺炎疑似患者的，应当将患者分诊至感染性疾病科或者发热诊室就诊，同时对接诊处采取必要的消毒措施。

（3）医务人员对新冠肺炎疑似患者应做好就诊信息及相关资料的记录，并注意保护患者个人隐私。

（4）科室之间尽量减少不必要的人员交流，必须见面时，保持1米以上距离。

（5）严格遵守卫生管理法律、法规和有关规定，认真执行临床技术操作规范、常规及有关工作制度。

二、患者转诊

新冠肺炎疫情防控期间，各市基本都设有新冠肺炎救治定点医院，主要为传染病医院和三甲医院。由于设备和技术方面的限制，同时也为了最大程度地缩小传播范围，社区卫生机构在新冠肺炎疫情防控中的主要职责是早发现、早报告、早隔离、早转诊，防止疫情扩散。

（一）上转

社区卫生机构在发现疑似患者时，应在做好防护的前提下及时将患者通过专车转送至定点医疗机构诊治，并将患者相关病史、临床检查等资料复印件转至相应的医疗机构，并做好终末消毒。

（二）随访

社区卫生机构医务人员应与定点医疗机构医生保持联系，并对转诊患者进行随访，掌握患者在转诊期间的检查和治疗及病情发展变化情况。

（三）下转

根据《新型冠状病毒肺炎诊疗方案（试行第六版)》要求，患者出院后，由于机体免疫功能低下，有感染其他病原体的风险，建议患者出院后居家隔离14天。同时定点医疗机构与患者属地基层医疗卫生机构保持联系，并将患者病例及出院相关信息及时推送至基层医疗卫生机构。社区卫生机构联合社区居委会和街道做好居家患者健康监测和随访，以及复诊等工作。

三、预检分诊与转诊流程

社区卫生机构需在门诊就诊处设置预检分诊窗口，医务人员做好个人防护并对前来就医患者进行体温测量，根据发热情况、流行病学史、呼吸道症状等进行分类处置，具体处置流程如图5-3所示。

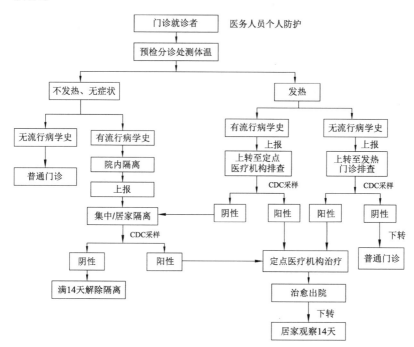

图5-3 预检分诊与转诊流程

第三节　应急强化培训和各类人群心理干预

突发公共卫生事件的发生不仅对社会和个人发展产生巨大影响，同时也对医务工作者的工作技能和心理承受能力有一定的考验和挑战。2016 年底，国家 22 个部委联合发文《关于加强心理健康服务的指导意见》，将心理危机干预和心理援助纳入各类突发事件应急预案和技术方案。

意见要求突发事件发生时，应立即开展有序、高效的个体危机干预和群体危机管理，并在事件善后和恢复重建过程中，对高危人群持续开展心理援助服务。因此，一方面为提高社区医务人员对新型冠状病毒感染的肺炎的早期识别、诊断、治疗和防控能力，另一方面为开展对各类人群心理干预工作，各地方卫生行政主管部门应组织社区医疗卫生服务中心（站）医务人员进行包括专业技能和人群心理干预等方面的应急强化培训。

一、人员培训

（一）培训对象和方法

培训对象主要是医务人员。医务人员是发现、诊断、治疗和管理新冠肺炎患者的主体，基层医务人员早期发现新冠肺炎患者对疫情防控工作至关重要，提高他们对新冠肺炎诊断的警觉性和个人防护意识是疫情防控工作的关键之一。

通过 PPT 演示文稿和视频动画对医务人员进行新冠肺炎相关防控知识的培训。

（二）培训内容

1. 病例的定义

包括流行病学史、临床表现、诊断与鉴别诊断等。

2. 病例的发现

社区医疗机构在诊疗过程中应提高对新型冠状病毒感染的肺

炎病例的诊断和报告意识，发现不明原因的发热、咳嗽等症状病例，应注意询问发病前 14 天的旅居史和可疑的暴露史。

3. 病例的报告

社区卫生机构如发现疑似病例、确诊病例、无症状感染者应当依法采取隔离或者控制传播措施，并按照指定规范路线由专人引导进入隔离区。按照《中华人民共和国传染病防治法》和《新型冠状病毒肺炎防控方案（第五版）》等法律法规的要求，做好新型冠状病毒肺炎病例的报告，不得瞒报、漏报、迟报。不具备网络直报的应立即向区（县）疾控中心报告。

4. 接触者管理

社区卫生机构在区级疾控中心及上级有关部门的指导下开展接触者管理，其中主要包括密切接触者集中隔离和一般接触者居家隔离的管理要求和流程。

5. 防控知识宣教

积极开展舆情监测，普及疫情防控知识，开展群防群控，及时向公众解疑释惑，回应社会关切，做好疫情防控风险沟通工作，加强重点人群的健康教育和个人防护的指导。

6. 个人防护知识

《新型冠状病毒肺炎诊疗方案（试行第六版）》指出，经呼吸道飞沫和密切接触是新型冠状病毒传播的主要途径，在相对封闭的环境中长时间暴露于高浓度气溶胶情况下存在经气溶胶传播的可能。因此，医务人员在实际工作中应根据不同风险等级正确选用防护用品。

二、各类人群心理干预

在新型冠状病毒感染的肺炎疫情流行期间，由于大众对新型疾病不了解，人群普遍存在一定的恐慌心理，为缓解各类人群的心理压力，及时发现可能出现的心理危机苗头，应对各类人群进行具有针对性的心理危机干预。

（一）心理干预原则

（1）以理解、支持为主，注意情感交流与情绪宣泄，帮助干预对象增强信心。

（2）加强宣教，鼓励配合，顺应变化。

（3）强调自我调节，发现和利用各种资源，以问题解决为导向。

（4）注意识别心理问题严重人员，必要时向相关部门报告。

（二）隔离人群心理干预

1. 隔离人群可能出现的心理问题

（1）紧张、恐慌、孤独、无助、压抑、悲观、愤怒等。

（2）被他人疏远躲避的压力、委屈，怕被歧视，侥幸心理、过度求治或不重视疾病等。

2. 隔离人群心理干预措施

（1）协助受助者了解真实可靠的疫情信息与健康知识，相信科学和医学权威资料。

（2）鼓励积极配合隔离措施，健康饮食和规律作息，多进行读书、听音乐及其他日常活动。

（3）寻求应对压力的社会支持，如保持与社会、家人、朋友的沟通，获得支持与鼓励。

（4）鼓励使用心理援助热线或在线心理干预方式缓解心理压力。

（三）非隔离人群心理干预

1. 非隔离人群可能出现的心理问题

（1）担心紧张，不敢出门，盲目消毒，到处购买口罩等防护用品。

（2）过度关注躯体感受或各种症状，过于关注疫情，夸大可能的结果，过于乐观等。

2. 非隔离人群心理干预措施

（1）加强知识宣教、正确提供疫情信息及相关服务信息，进行科学防护，了解相关应激反应，消除恐惧心理。

（2）合理安排休息，保证基本防护措施。

（3）在可能的情况下保持与同事之间合理的交流，进行正性引导，赋予积极意义，促进心理支持。

（4）对出现情绪不稳定、失眠等情况时，可求助心理救援热线等心理服务。

（5）通过各种形式的健康宣传，建立规律的生活行为习惯。

（四）医务人员心理干预

1. 医务人员可能出现的心理问题

（1）焦虑、失眠、抑郁，过度疲劳和紧张，甚至耗竭。

（2）过于担心被感染而表现的紧张不安、害怕、失眠，过于疲劳，对可能将危险带给家人的担忧和自责，对躯体感觉过度关注等。

2. 医务人员心理干预措施

（1）劳逸结合，保证饮食营养，合理安排休息时间。

（2）鼓励寻求社会支持，尽量保持与家人和外界的联络、交流。

（3）发现情绪状态异常要积极寻求专业人员帮助。

第四节 社区卫生机构与社区、公安部门联防联控

此次新冠肺炎疫情是新中国成立以来在我国发生的传播速度最快、感染范围最广、防控难度最大的一次重大突发公共卫生事件。因此，在疫情防控工作中，应建立由公安民警、社区卫生机构、街道居委会等组成的基层联防联控协同工作组。联防联控工作以对内防扩散、对外防输入为工作重点，有效遏制疫情的扩散和蔓延。

一、外防输入

随着新冠肺炎疫情的快速发展，来自疫情高发地区或有病例发生地区的外来流入人口成为本地区高度关注的人群。为有效防止外来输入病例，社区卫生机构联合街道社区居委会等部门，在高速、国道各卡口对外来入城人员进行体温检测并登记。同时，利用互联网、大数据对辖区内人口，尤其是流动人口实施电子化、网格化管理，确保不留死角、不留盲区、不放过任何一条线索。

（一）组织动员

以街道（乡镇）和社区（村）干部、社区卫生服务中心和家庭医生为主，鼓励居民和志愿者参与，组成专兼职结合的工作队伍，实施网格化、地毯式管理，责任落实到人，对社区（村）、楼栋（自然村）、家庭进行全覆盖，落实防控措施。

（二）"三包一"服务

"三包一"服务是指社区卫生服务中心医护人员、居委会工作人员和公安民警利用互联网大数据筛查辖区内传染病疫情防控重点人群，并对重点人群进行入户排查和管理登记服务。

1. 重点人群

（1）有疫区旅行史或居住史并有发热或呼吸道症状的；

（2）与新型冠状病毒感染者有接触史的；

（3）所乘坐交通工具中出现发热病例的；

（4）在现场检疫查验中检测有发热或呼吸道症状的；

（5）非重点关注地区（包括本辖区）发热人群。

2. 主要服务内容

（1）对于前四类人群，原则上一律采取集中或居家隔离，由社区卫生服务中心、居委会和公安部门共同入户做好信息登记，指导其填写《自愿留观承诺书》（如图5-4），发放《居家留观须知》（如图5-5），并由社区卫生服务中心工作人员做好健康宣教和心理辅导。

社区卫生服务中心工作人员通过电话或者微信每天早晚两次询问居家隔离人员体温和其他健康情况。观察期间一旦出现可疑症状，由"三包一"人员立即上报属地疾控中心，由属地疾控中心逐级上报卫健部门医政处，市医政处负责协调 120 专用车辆转送至定点发热门诊，进入发热门诊后按流程诊治。若有拒不配合"三包一"人员安排的，应立刻同步报 110 处置。

（2）对于第五类人群，劝导、引导其避免乘坐公共交通工具到就近医院预检分诊。

自愿留观承诺书

我承诺，遵守《中华人民共和国传染病防治法》和《××市新型冠状病毒感染的肺炎疫情防控指挥部第×号公告》的要求，自愿在居住地＿＿＿＿＿＿＿居家隔离 14 天（自＿＿月＿＿日＿＿时至＿＿月＿＿日＿＿时）。在隔离期间，我本人及共同居住的所有人不外出，本人在单独房间居住，不使用空调，每天进行自我健康监测，并将个人健康信息主动报告所在社区（村）。如发生发热、咳嗽、咽痛、呼吸困难等不适症状，立即与社区（村）联系或直接拨打 120。在隔离期间服从社区（村）的管理。

＿＿＿＿＿＿＿社区（村）　　　承诺人＿＿＿＿＿＿＿

身份证号＿＿＿＿＿＿＿　　　联系电话＿＿＿＿＿＿＿

共同居住人＿＿＿＿＿＿＿

年　　月　　日

图 5-4　自愿留观承诺书

居家留观须知

1. 居家隔离观察应单独居住（单独房间），并有独立卫生设施，日常活动与家属至少保持 1 米的距离。

2. 活动区域应和其他家庭成员尽可能不产生重叠，可能产生重叠的区域应该做好通风和日常消毒。每天通风次数不少于 3 次，每次 20～30 分钟。户外空气质量较差时，通风换气频次和时间适当减少。

3. 房间不应使用空调，尤其不能使用和其他房间共通的中央空调，如需取暖应使用取暖器。

4. 坚持安全的饮食习惯，食用肉类和蛋类要煮熟、煮透。处理生食和熟食的切菜板及刀具要分开。处理生食和熟食之间要洗手。

5. 每日上午和下午各测量体温至少 1 次，同时密切观察自身是否出现发热、咳嗽等急性呼吸道症状或其他相关症状（如乏力、头痛和胃肠道症状等）。

6. 哺乳期母亲可以继续母乳喂养。

7. 观察期间如出现发热、呼吸道或其他不适症状，应及时与社区（村）联系或拨打 120。

8. 拒绝一切探访。

图 5-5 居家留观须知

（三）返城人员护送

社区卫生机构与公安、街道居委会联合行动，在辖区内高速出口、国道对疫情高发地区方向返回辖区居住地的人员进行体温检测，询问其目前健康状况并用专车护送回家。

（1）根据市区公路交通卡口的指令，对从疫情高发地区方向返回的人员进行体温测量，确定其无不适症状后护送到家，做好信息登记并交代好居家留观注意事项。

（2）与"三包一"人员做好信息对接工作，后续居家留观由"三包一"人员负责。

（四）疫区返回人员管理

社区要发布告示，要求从疫区返回人员应立即到所在村支部或社区进行登记，并到本地卫生院或村医疗机构或社区卫生服务中心进行体检，每天两次测量体温，同时主动自行隔离 14 天。所有疫区返乡的出现发热、呼吸道症状者，及时就近就医排查，根据要求居家隔离或到政府指定地点或医院隔离，其密切接触者也应立即居家自我隔离或到当地指定地点隔离。隔离期间请与本地医务人员或疾控中心保持联系，以便跟踪观察。

（五）健康教育

充分利用多种手段，有针对性地开展新型冠状病毒感染的肺炎防控知识宣传，积极倡导"少出门，不聚会，戴口罩，勤洗手，多通风"，营造"每个人是自己健康第一责任人""我的健康我做主"的良好氛围，使群众充分了解健康知识，掌握防护要点，养成讲卫生、多通风、保持清洁的良好习惯，减少出行，避免参加集会、聚会，乘坐公共交通工具或前往人群密集场所时做好防护，戴口罩，避免接触动物（尤其是野生动物）、禽类或其粪便。

（六）信息告知

向公众发布就诊信息，出现呼吸道症状但无发热者到社区卫生服务中心（乡镇卫生院）就诊，发热患者到发热门诊就诊，新型冠状病毒感染者到定点医院就诊。每日发布本地及本社区疫情信息，提示出行、旅行风险。

（七）环境卫生治理

社区开展以环境整治为主、药物消杀为辅的病媒生物综合防治，对居民小区、垃圾中转站、建筑工地等重点场所进行卫生清理，处理垃圾污物，消除鼠、蟑、蚊、蝇等病媒生物孳生，及时组织开展全面的病媒生物防治与消杀，有效降低病媒生物密度。

二、内防扩散

新冠疫情流行期间，为有效切断传播途径，保护易感人群，及时发现和管理密切接触者，避免疫情在社区内蔓延和扩散，社区卫生机构应联合街道居委会等基层组织加强对密切接触者的管理工作。在疫情防控的不同阶段，对密切接触者管理工作适时做出相应的调整。

（一）接触者判定标准

接触者指在新冠肺炎病例的一定活动范围内，可能与其发生接触的所有人，包括家庭成员、亲戚、朋友、同事、同学、医务工作者和服务人员等。根据接触情况，可将接触者划分为密切接触者和一般接触者（共同暴露者或可疑暴露者）。

1. 密切接触者

根据国内外最新研究结果及目前对新型冠状病毒感染的认识，疾病的潜伏期最长约为 14 天，病例存在人传人情况。基于此，对于新型冠状病毒肺炎疑似病例、确诊病例症状出现前 2 天开始，或无症状感染者标本采集前 2 天开始，有以下接触情形之一，但未采取有效防护者，可判定为密切接触者：

（1）共同居住、学习、工作，或其他有密切接触的人员，如近距离工作或共用同一教室或在同一所房屋中生活；

（2）诊疗、护理、探视病例的医护人员、家属或其他有类似近距离接触的人员，如到密闭环境中探视患者或停留，同病室的其他患者及其陪护人员；

（3）乘坐同一交通工具并有近距离接触人员，包括在交通工具上照料护理人员、同行人员（家人、同事、朋友等），或经调查评估后发现有可能近距离接触病例和无症状感染者的其他乘客和乘务人员；

（4）现场调查人员调查后经评估认为符合条件的其他人员。

2. 一般接触者

一般接触者指经现场流行病学调查确认，未采取有效防护措施与新型冠状病毒肺炎疑似病例、确诊病例、无症状感染者有共同环境暴露史，或与可疑野生动物有相同接触史的人员，包括加工、销售、搬运、配送或管理等人员，但不符合密切接触者判定原则的人员。

（二）医学观察类别和期限

1. 医学观察类别

密切接触者一般采取集中隔离医学观察，原则上应单人单间隔离。一般接触者原则上采取居家隔离医学观察，无法居家隔离者，应安排集中隔离。

2. 医学观察期限

观察期限为最后一次与新型冠状病毒肺炎病例或感染者发生密切接触（无有效防护的）起 14 天，密切接触者在医学观察期间若采样检测为阴性，仍需持续至观察期满。观察期满后，如无异常情况，应及时解除医学观察。

（三）集中隔离医学观察

1. 集中隔离医学观察流程

（1）实施集中隔离医学观察时，应告知观察对象观察的缘由、期限、法律依据、注意事项和疾病相关知识，以及负责医学观察的社区卫生机构的联系人员和联系方式，并开具《实施集中隔离医学观察告知书》（如图 5-6）。

实施集中隔离医学观察告知书

_____ 先生/女士：

　　根据疾控中心专业人员的流行病学调查结果，您被判定为新型冠状病毒感染的肺炎病例密切接触者。按照《中华人民共和国传染病防治法》相关规定，现对您进行为期 14 天的集中隔离医学观察，观察期自_____年____月____日至_____年____月____日止。为了您和您的家人健康，在医学观察期内请您务必配合卫生部门集中管理、隔离医学观察、采样检测，以及其他体检工作安排。

　　实施医学观察人员_____　　　联系电话_____

　　医学观察对象签收_____

_____疾病预防控制中心

_____年__月__日

图 5-6　实施集中隔离医学观察告知书

（2）对观察对象每日早晚进行 2 次体温检测，并询问其健康状况，填写《新型冠状病毒肺炎病例密切接触者医学观察登记表》（如表 5-1）和《新型冠状病毒肺炎病例密切接触者医学观察统计日报表》（如表 5-2），并做好信息报送。

表5-1 新型冠状病毒肺炎病例密切接触者医学观察登记表

□疑似　□临床　□确诊　□无症状感染者　　病例姓名：_____　联系电话：_____　发病日期：_____

编号	姓名	性别	年龄	现住址	开始观察日期	临床表现																				
						体温（℃）							干咳							其他						
						1	2	3	4	5	6	7	1	2	3	4	5	6	7	1	2	3	4	5	6	7

注：1. 本表适用于对新型冠状病毒肺炎病例和无症状感染者密切接触者进行医学观察的卫生人员使用。

2. "是否出现以下临床表现"中，"体温"填实测温度，出现"咳嗽"打"√"，否则打"×"；其他症状填写相应代码：①寒战②咳痰③鼻塞④流涕⑤咽痛⑥头痛⑦乏力⑧肌肉酸痛⑨关节酸痛⑩气促呼吸困难⑪胸闷⑫结膜充血⑬恶心⑭呕吐⑮腹泻⑯腹痛。

填表单位：_____　　填表人：_____　　填表日期：____年__月__日

表 5-2 新型冠状病毒肺炎病例密切接触者医学观察统计日报表

街道/社区或家庭	首例开始观察日期	累计观察人数	医学观察者					出现异常临床表现人数		转为病例和无症状感染者人数			最后一名密切接触者预计解除医学观察日期
			当日观察人数		解除人数		出现异常临床表现人数		病例	无症状感染者	累计	
			人数	其中新增	当日	累计	当日新增	累计				
合 计												

注：

1. 本表适用于对新型冠状病毒肺炎密切接触者进行医学观察的医务人员汇总上报使用。

2. 异常临床表现：发热、咳嗽、气促等症状。

3. 表中涉及的累计数均指自开展密切接触者医学观察工作至今的汇总数。

填表单位：＿＿＿＿＿＿＿（医疗卫生机构） 填表人：＿＿＿＿＿＿＿

填表日期：＿＿＿年＿＿月＿＿日

（3）观察对象在医学观察期间出现发热、咳嗽、气促等急性呼吸道感染症状或其他身体不适，应及时向当地卫生行政部门和疾控中心报告，由120转至定点医疗机构诊治。

（4）观察期满时，如未出现上述症状，解除医学观察，由医务人员为观察对象开具《解除医学观察通知单》（如图5-7）。

解除医学观察通知单

_____先生/女士：

按照《中华人民共和国传染病防治法》相关规定，经卫生部门评估后决定自_____年____月____日起解除对您的医学观察，并对您给予我们工作的支持和配合表示衷心感谢。

医学观察对象签收_____

_____疾病预防控制中心

_____年____月____日

图5-7 解除医学观察通知单

（5）管理人员可通过微信、电话、APP等方式对隔离观察对象进行健康宣教和个人卫生指导。

（6）集中隔离医学观察对象在转运至指定隔离点后，社区卫生机构应协助区疾控中心开展密切接触者的采样工作（隔离的首日）。采样为阳性者由专车转送至定点医疗机构诊治，采样为阴性者继续隔离观察满14天，期间做好观察对象的体温和健康监测等工作，观察期间若出现可疑症状，应立即报告上级有关单位并转送至定点医疗机构。隔离观察期满，在第14天进行采样送检，根据采样检测结果进行相应处置，集中隔离医学观察流程如图5-8所示。

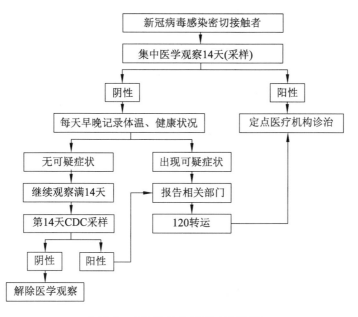

图5-8 密切接触者医学观察流程

2. 集中隔离医学观察场所的选择和要求

（1）观察场所应选择下风向、相对偏远、交通便利的区域，距人口密集区较远（至少大于500米）、相对独立的场所。

（2）观察场所内部根据需要进行分区，分为生活区、物质保障供应区、病区、垃圾和废物处理区等，分区标示明确。有保证集中隔离人员正常生活的基础设施，应具备通风条件，并能满足日常消毒措施的实施。

（3）观察对象入住前应进行预防性清洁和消毒，定时通风，加强空气流通，不使用中央空调。观察对象解除医学观察后应对场所和物品进行终末消毒。

（4）集中医学观察场所应当具有独立化粪池，污水在进入市政排水管网前，进行消毒处理，定期投放含氯消毒剂。如无独立化粪池，则用专门容器收集排泄物，消毒处理后再排放，消毒方式参照《疫源地消毒总则》（GB 19193—2015）。

（四）居家隔离医学观察

1. 居家隔离医学观察流程

（1）实施居家隔离医学观察时要对一般接触者进行健康风险告知并出具《健康告知书》（如图5-9），主要包括居家隔离的缘由、期限、注意事项，以及管理人员的联系方式。

健康告知书

_____先生/女士：

　　根据疾控中心专业人员的流行病学调查结果，您被判定为新型冠状病毒感染的肺炎可疑暴露者，自_____年___月__日至_____年___月___日止，在这期间若您出现发热（腋下体温≥37.3℃）、乏力及咳嗽等急性呼吸道感染症状要立即就医。到医院就诊过程中请注意戴口罩，并主动告知医生职业或动物接触情况等，以便医生及时、准确做出诊断和给予针对性的治疗。

　　为了您和您的家人健康，请及时联系我们。日常生活中要保持良好的个人卫生习惯，勤洗手，咳嗽和打喷嚏时要遮掩口鼻。居住、生活环境要注意适度通风换气。尽量避免到通风不良、人群密集的场所。注意饮食和营养，保证充足睡眠，增强体质，提高免疫力。感谢您的配合！

　　　　联系人_____　　　　联系电话_____
　　　　签收人_____

　　　　　　　　　　　　　　　　　　　_____疾病预防控制中心
　　　　　　　　　　　　　　　　　　　_____年___月___日

图5-9　健康告知书

（2）通过电话、微信、视频（必要时上门）询问其体温及健康状况，填写《新型冠状病毒肺炎病例密切接触者医学观察登记表》（如表5-1）和《新型冠状病毒肺炎病例密切接触者医学观察统计日报表》（如表5-2），并做好信息报送。

（3）观察对象在居家观察期间出现发热、咳嗽、气促等急性呼吸道感染症状或其他身体不适，管理人员应及时向当地卫生行政部门和疾控中心报告，由 120 转至定点医疗机构诊治。如观察对象的家庭成员出现发热、呼吸道症状，应按照病例密接的方式转送至医疗机构就诊。

（4）医学观察期满时，如未出现上述症状，解除医学观察，由医务人员为观察对象开具《解除医学观察通知单》（如图 5-7）。

（5）管理人员可通过微信、电话、APP 等方式对隔离观察对象进行健康宣教和个人卫生指导。

2. 对居家隔离医学观察对象的要求

（1）自觉隔离观察 14 天，不外出，如必须外出，须经管理人员批准。外出时佩戴一次性医用外科口罩，避免去人群聚集场所。

（2）尽可能不与共同居住人接触，必须接触时应做好个人防护。

（3）每日上午和下午各至少测体温 1 次，并密切关注自身健康状况，如有异常应及时与管理人员联系。

3. 居家隔离医学观察场所的选择和要求

（1）居家医学观察对象应相对独立居住，并有独立卫生设施，尽可能减少与共同居住人员的接触。

（2）房间尽量保持通风，不使用中央空调，可使用非中央空调，日常生活的重叠区域做好清洁和消毒。

（3）房间内应备有体温计、消毒剂、医用外科口罩，放置套有塑料袋并加盖的专业垃圾桶，并定时清理和消毒。

第五节 县（区）级疾病预防控制机构防控

在我国，疾病预防控制中心（CDC）的主要职责是传染病预防和监测、突发公共卫生事件处置和报告、健康危害因素监测与干预、健康教育与健康促进、指导基层医疗机构开展疾病预防等。作为传染病预防和监测前沿关口的县（区）级疾控中心，为遏制新型冠状病毒感染的肺炎疫情扩散和蔓延，进一步提升各项防控措施的精准性、有效性和覆盖面，保障人民群众身体健康和生命安全，应积极行动，第一时间建立疫情防控应急预案、召开疫情防控培训会议、成立疫情防控工作组，及时开展流行病学调查等各项工作。

一、建立疫情防控工作组

为做好本地区新冠肺炎疫情的防控工作，快速控制疫情，做到早发现、早报告、早隔离、早治疗，保证公共卫生队伍能够第一时间深入现场进行细致、缜密的流行病学调查，及时控制疫情的蔓延和扩散，县（区）级疾控中心成立疫情防控工作组并明确人员分工。

（1）总指挥：由主任和副主任分别担任疫情防控总指挥和副总指挥，主要负责总体指挥和各组间协调等工作。

（2）流调组：主要负责疑似和确诊患者的流行病学调查、密切接触者的判定和密切接触者信息统计、个案调查报告等的撰写、病例的网报和后续的订正等工作。

（3）采样组：主要对疑似患者和密切接触者进行样本采集、样本的运送等工作。

（4）密接管理组：指导社区做好本辖区内的密切接触者管理，通过《密切接触者协查函》协调本地区以外的密切接触者管理工作。

（5）消杀组：主要负责对特定场所的消毒工作，如确诊或疑似患者居所、转运车辆、密切接触者隔离场所等。

（6）物资管理组：主要负责对防护物资的管理，包括口罩、防护服、眼罩、消杀药品等。

（7）机动组：根据疫情发展灵活安排。

二、人员培训

为及时发现和报告新型冠状病毒感染的肺炎病例（疑似病例

和确诊病例）、感染者（轻症病例和无症状感染者），了解疾病特征与暴露史，规范密切接触者管理，指导公众做好个人防护，严格特定场所的消毒，有效遏制疫情在社区的扩散和蔓延，减少新型冠状病毒感染对公众健康造成的危害，疾控中心应根据疫情的发展和防控知识的更新情况对中心医务人员开展疫情防控培训，提高医务人员的疫情防控能力。

三、现场流行病学调查

流行病学调查的目的是及时发现和报告新型冠状病毒感染的肺炎病例，了解疾病特征与暴露史，规范密切接触者管理，有效遏制疫情在社区的扩散和蔓延，减少新型冠状病毒感染对公众健康造成的危害。

（一）组织与实施

按照"属地化管理"原则，由病例发病前的居住地、发病后的活动范围、就诊医疗机构所在的县（市、区）级卫生健康行政部门组织疾病预防控制机构开展新型冠状病毒感染的肺炎病例的流行病学调查。县（区）级疾控机构接到辖区内医疗机构或医务人员报告新型冠状病毒感染的肺炎疑似病例、确诊病例、轻症病例、无症状感染者，以及聚集性疫情，应当按照新冠肺炎疫情流行病学调查方案在 24 小时内完成流行病学调查。可通过查阅资料，询问病例、知情人和接诊医生等方式开展。如果病例的病情允许，调查时应先调查病例本人，再对其诊治医生、家属和知情者进行调查。

（二）个案调查的主要内容

调查的主要内容包括基本情况、发病与诊疗、暴露史和危险因素、实验室检测、密切接触者判定等。

（1）基本情况：姓名、性别、年龄、住址、联系方式等信息。

（2）发病与诊疗：临床表现、发病就诊经过。

（3）暴露史和危险因素：对病例发病前 14 天内的暴露史展开调查，主要调查其发病前的疫情高发地区或其他有本地疫情持续传播地区的旅行史或居住史，与发热或呼吸道症状患者的接触史，医院就诊、农贸市场等相关暴露史。

（4）实验室检测：标本类型、采样时间、检测结果等。

（5）密切接触者判定：根据密切接触者判定标准，对病例发病前 2 天或无症状感染者检测阳性前 2 天有相关活动情况和人群接触情况进行追踪和排查，填报密切接触者登记表。

四、密切接触者的追踪和管理

县（区）级卫生健康行政部门、疾控中心等相关组织协同基层组织实施本辖区内密切接触者的追踪和管理。对于本辖区以外的密切接触者，通过《密切接触者协查函》与区外疾病预防控制机构进行密切接触者管理工作的对接，确保密切接触者管理各项工作及时、准确落实。

基层组织在县（区）疾控中心的技术指导下，对疑似病例、确诊病例的密切接触者实行居家或集中隔离医学观察，每日至少进行 2 次体温检测，询问是否出现急性呼吸道症状或其他相关症状及病情进展。密切接触者医学观察期为与病例或感染者末次接触后 14 天，在医学观察首日和最后一日对观察对象进行采样送检，也可结合病程进行多次采样，无异常即可解除医学观察。

五、特定人群的个人防护

（一）流行病学调查人员的个人防护

（1）对密切接触者调查时，穿戴一次性工作帽、医用外科口罩、工作服、一次性手套，与被调查对象保持 1 米以上距离。

（2）对疑似病例、确诊病例、轻症病例和无症状感染者调查时，穿戴工作服、一次性工作帽、一次性手套、医用一次性防护服、医用防护口罩（N95 及以上）、防护面屏或护目镜、工作鞋或胶靴、防水靴套等。

（二）标本采集人员的个人防护

穿戴工作服、一次性工作帽、双层手套、医用一次性防护服、医用防护口罩（N95 及以上）或动力送风过滤式呼吸器、防护面屏、工作鞋或胶靴、防水靴套。必要时，可加穿防水围裙或防水隔离衣。

（三）环境清洁消毒人员的个人防护

穿戴工作服、一次性工作帽、一次性手套和长袖加厚橡胶手套、医用一次性防护服、医用防护口罩（N95 及以上）或动力送风过滤式呼吸器、防护面屏、工作鞋或胶靴、防水靴套、防水围裙或防水隔离衣，使用动力送风过滤式呼吸器时，根据消毒剂种类选配尘毒组合的滤毒盒或滤毒罐，做好消毒剂等化学品的防护。

（朱新星　豆月）

第六章　社区居民的自我防控

第一节　不同人群的疫情防控

在新型冠状病毒肺炎疫情中，个人的防控是最后一道防线，社区的每一个人都需结合自身的健康状况、工作状况、居住条件采取相应措施进行防控，特别是处于发育期的儿童和衰老阶段的老年人，抵抗力较低，需要被给予更多关注。

一、儿童的防控

儿童，尤其是幼儿的呼吸系统、免疫系统等仍处于发育阶段，更易受细菌、病毒等的感染。年纪越小越易发生，且难以发现，一旦发病，相对于成人而言病程进展更快。加之儿童本身缺乏防范意识，因此对他们的防护十分重要。疫情期间，儿童防护主要以监护人的照顾为主，包含家庭日常防护、养成健康的生活习惯、提升免疫力等方面。

（一）家庭日常防护

疫情期间，家庭应加强房间通风。冬春季节天气较为干燥，居室大多处于相对封闭状态，因而需要保证 2～3 小时开窗通风一次，每次通风不少于 30 分钟。有条件的家庭每日应定时开启空气净化器，或采用紫外线消毒等措施。特别提醒，开窗通风换气时，要注意儿童的保暖，避免受凉。

保持家里干净整洁，可经常用 84 消毒液、酒精等消毒剂消毒，也可以将抹布高温煮沸后擦拭居室物体表面，尽量减少儿童接触成人使用过的手机、钱币等含较多细菌、病毒的物品。特别重要的是，儿童的玩具、日用品等必须做到每日消毒，对耐高温的物品可以采用开水煮沸 30 分钟的方式消毒，对不耐高温的物品可用 75% 酒精喷洒或放置在阳光下暴晒。在密闭环境中尽量减少喷洒化学消毒剂，注意自身安全。

家庭成员中一旦有人出现咳嗽、发热等潜在的感染症状，应立即戴口罩。在咳嗽时用纸巾遮住口鼻，并且将纸巾投进封闭式垃圾桶中，若无纸巾可暂用手掌、胳膊遮挡并立即用流水清洗手掌、手臂。避免与儿童密切接触，不与儿童共用餐具、饮具等，尽量与儿童分开居住，不在同一个房间，避免长时间直接接触，实行居家隔离。家庭成员外出需佩戴口罩，归来后要将全身清洁消毒后方可接触儿童。

家庭成员中如果出现疑似病例，已经居家隔离的，应立即与儿童分开，单独居住。所有家庭成员都应佩戴适当的口罩，不与儿童共同进食，隔离结束后再与儿童接触。若条件有限，无法完全隔离，儿童也应佩戴适当的口罩，有条件的应先选择儿童 N95 防病菌口罩，条件不具备的可依次选用儿童外科口罩、儿童医用口罩、一次性口罩、儿童棉口罩，家长需要学会指导儿童正确使用口罩。

（二）养成健康的生活习惯

家长督促儿童每日早晚漱口、洗脸，接触异物后立即洗手，不乱碰、乱摸，减少与病毒接触的机会。对于年龄较小的幼儿，父母应多加提醒和监督，避免其吃手、揉眼、徒手接触公共物体，即使居家也应避免随意触摸。无论大人还是孩子，饮食前后、如厕后及接触不洁物体后均应及时洗手。

（三）提升免疫力

儿童要注意多运动，可以进行室内游戏活动，但是不宜运动过度，过多出汗，避免受凉、感冒。同时需要有充足的睡眠，不可陪伴成人打游戏、熬夜。

二、成年人的防控

成年人因呼吸系统和免疫系统均较为成熟，相对于儿童、老年人来说，有着较强的免疫力和抵御力，不易被感染。但成年人活动范围广、活动圈大，因而暴露机会多，加之对新冠病毒肺炎等新发传染病防范意识不足，被感染的机会反而更大。并且，成年人感染后有时无症状，成为携带者，极易造成家庭内传播，引起家庭聚集性暴发，这在这次新冠病毒感染疫情中尤为突出。因此，成年人必须更加遵守防控规范，关注以下方面：

第一，疫情期间，不出门、不串门、不聚集。如果必须外出，一定要带好合适的口罩，同时远离任何有发热、咳嗽等感染症状的人群。

第二，坚持不接触、不购买、不食用来路不明的野生动物，同时也应尽量避免接触活的鸡、鸭等家禽。

第三，做好手卫生，勤洗手，按照日常消毒的要求，选择合适的洗手液及消毒液进行手部消毒，流水冲洗。咳嗽或打喷嚏时，应用纸巾将口鼻完全遮住，并将用过的纸巾立刻扔进封闭式垃圾箱内，流动水洗手。如果手头没有纸巾等遮挡纸品，应用手臂或手掌遮挡口鼻，然后立即更换衣服或用流水或清洗剂彻底清洗。

第四，保持居家场所通风，同时需要照顾到家里的老人及儿童，避免着凉。

第五，增强机体免疫力，多休息，适当运动，避免熬夜及过度劳累，同时不酗酒、不抽烟，均衡营养，合理饮食，不生食食物，肉类、禽类、蛋类和鱼类需完全煮熟煮透后方可食用。

第六，储备常用物资，尤其是口罩、体温计、家庭消毒剂和器材等。

三、老年人的防控

随着年龄增长，因生理功能退化及一些不良习惯导致老年人的呼吸系统功能减退，且随着年龄的增长，老年人的免疫系统功能也显著降低，因而往往成为最易感人群。另外，老年人大多伴发糖尿病、高血压、冠心病等慢性基础疾病，在感染后病情更加难以控制，极易转为危重症患者，增加康复难度。目前的新冠肺炎疫情中，从日前报告的感染人群特征来看，老年人依然是最易感的人群，发病后发展为重症为多，导致感染后病死率较高，所以老年人的防护就显得异常重要。对老年人需要采取具有针对性的预防措施，以最大程度减少感染的发生。

（一）居家生活防护

老年人要加强学习新冠肺炎疫情知识，了解其传播风险及健康危害。同时，因部分老年人的文化水平不高，对医学新知识知之甚少，加之缺乏防范意识，容易固执己见，拒绝配合疫情防控措施，社区工作人员应加强教育，利用一切手段动之以情、晓之以理，同时动员其子女开展家庭内宣传，做到尽量少出门、出门戴口罩，不走亲访友、不聚集、不跳广场舞等。

平时在家注意勤开窗多通风换气，一方面呼吸新鲜空气可以改善呼吸功能，促进新陈代谢，增加自身的抵抗力；另一方面通风可稀释环境病毒，降低病毒浓度，也就能减少病毒致病的机会。但值得注意的是，因老年人自身抵抗力弱，开窗的同时也要注意个人保暖，否则更容易感冒、着凉，甚至引起肺炎，反而不利于新冠肺炎的预防。做好室内清洁，定期定时使用家用消毒液对桌面、地面、卫生间、厨房、书房等进行擦拭消毒，保持环境卫生整洁，减少室内环境污染，同时注意及时清理生活、厨房垃圾及污物。

在饮食方面，注意肉、蛋类等需煮熟煮透，并且坚决杜绝接触和食用野生动物，特别是来路不明的野生动物。平时多选择富含蛋白质的奶制品、豆制品等，并且要均衡合理饮食，保证每天摄入一定量的新鲜蔬菜和水果。食物的种类和来源尽量丰富多样，按照我国居民膳食指南的要求，尽量做到每天摄入 12 种食物，每星期达到 25 种。老年人还可以适量补充复合维生素，铁、铜、锌等矿物质及深海鱼油等增强免疫力，但不能依赖这些保健品。

适度锻炼，增强体质。健康的身体与运动是密切相关的，老年人更应注意适度锻炼。疫情期间可在室内进行广播操、太极拳等适量的体育运动，提高自身抵抗力。实际上，在体育锻炼的同时，也调节了心态，让人抛却了烦恼和焦虑，这更有利于增加自身抵抗力。

（二）外出防护

疫情期间，老年人要尽量避免外出。如果必须出门，应该选择合适的口罩，并且避免去人群聚集的地方。出门回家后应脱去外衣换上家居服，并且充分清洗双手等接触过公共物品的部位。

儿童、成年人、老年人可能处于同一空间，大家的防范措施各不相同，但多数防范措施体现在以下防范口诀中。

疫情防范口诀

不串门，不聚集，宅在家中不着急；
居家中，要消毒，地板桌子和玩具；
勤通风，勤洗手，病毒通通被赶走；
强体质，需记牢，体育运动不能少；
不抽烟，不酗酒，瓜果蔬菜可以有；
拒野味，肉要熟，鸡鸭鹅肉也美味；
人在外，要警惕，口罩千万记得戴；
若外出，回家后，勤换衣服勤洗澡；
共努力，同患难，华夏儿女一条心。

第二节　社区不同场所的防控

社区内不同场所需要根据自身特点及人群接触方法采取有针对性的防护措施，保证做到有效隔离、全面防护。

一、居家生活的防控

（一）普通居民居家防控

尽量减少外出活动，尤其少去人员密集场所，不走亲访友和家族聚会；一旦外出要佩戴口罩，触摸电梯按钮、门把手等物体时，可用纸巾隔离；不接触、购买和食用野味，不去有野味售卖的农贸市场；处理食物需生熟分开，生的食物需完全煮熟后食用；外出回家后，立即洗手消毒，手机等在外使用的物品也要进行消毒；快递、信件或其他从超市、菜市场等购买的物品，进入室内后要进行消毒；保持室内卫生，勤通风，勤消毒；保持良好的家庭卫生和个人卫生；做好家庭成员健康监测，如无重大疾病不必立刻就医时，可在网上医生的指导下完成用药；健康饮食，适度运动，保持心情舒畅，积极面对疫情。

1. 正确选择、佩戴和摘除口罩

居民在非疫区的空旷且通风的场所不需要佩戴口罩，进入人员密集或密闭公共场所需要佩戴口罩。其中，① 在独自出行时，短途建议佩戴一次性医用口罩，长途建议佩戴医用外科口罩或KN95/N95 及以上颗粒物防护口罩，并做到 2 ~ 4 小时更换一次；② 在乘坐公共交通工具出行时，短途建议佩戴医用外科口罩，长途建议佩戴医用外科口罩或 KN95/N95 及以上颗粒物防护口罩，并做到 2 ~ 4 小时更换一次；③ 医院就诊时，建议佩戴医用外科口罩或 KN95/N95 及以上颗粒物防护口罩；④ 超市购物时，建议佩戴医用外科口罩或 KN95/N95 及以上颗粒物防护口罩；⑤ 外出工作时，建议佩戴医用外科口罩或 KN95/N95 及以上颗粒物防护口罩。

佩戴口罩前先进行手部清洁。佩戴口罩时，鼻夹侧朝上，浅色面朝内，找准位置，上下拉开褶皱，盖住口鼻；从中间至两边按压鼻夹，尽量使脸部和口罩全面接触。戴好后，避免接触口罩。摘取口罩时，从后面或侧面摘取，避免正面接触口罩；摘取口罩后，立即进行手部清洁和消毒。保存口罩时，将接触口鼻一面朝里折好，叠好放入清洁自封袋中。

健康人群佩戴过的口罩，在口罩变形、弄湿或弄脏导致防护性能降低时应更换，按照生活垃圾分类的要求处理即可；疑似病例佩戴过的口罩，不可随意丢弃，应视作医疗废弃物，严格按照医疗废弃物有关流程处理，不得进入流通市场。

2. 正确对手机、衣物和家具等消毒

居家生活中，还应定期对手机、衣物和家具等常用物品进行正确消毒。对手机消毒时，应使用酒精棉片，首先擦拭手机触屏，然后依次是侧边和背面。手机外壳需要同时打开，全面进行酒精擦拭。每天经常触碰的家具，应用含氯消毒液或过氧乙酸消毒剂进行擦拭，并且每天清洁、消毒浴室和厕所。外出回家后的衣物等，需用 75% 酒精喷洒消毒或 84 消毒液（按照 1：29 兑水稀释）浸泡 30 分钟后，再进行清洗。

3. 正确洗手——六步洗手法

第一步，双手手心相互搓洗（双手合十搓 5 下）。

第二步，双手交叉搓洗手指缝（手心对手背，双手交叉相叠，左右手交换各搓洗 5 下）。

第三步，手心对手心搓洗手指缝（手心相对十指交错，搓洗 5 下）。

第四步，指尖搓洗手心，左右手相同（指尖放于手心相互搓洗，搓 5 下）。

第五步，一只手握住另一只手的拇指搓洗，左右手相同，搓 5 下。

第六步，弯曲手指使关节在另一手掌心旋转揉搓，交换进行，各搓 5 下。

（二）居家隔离者的防控

被隔离者应单独居住，避免与他人接触；应限制活动，减少与他人活动共享区域的面积；单独饮食，餐具特用，有条件者卫生间等区域独用；活动区域保持常通风、常消毒；需常洗手，每日沐浴更衣，保持个人卫生；偶然咳嗽或打喷嚏时用纸巾捂住口鼻，防止飞沫喷溅；保持心情舒畅，避免不必要的焦虑，做好自我调节，规律作息，健康饮食，适量运动，使身体保持健康状态。

（三）家中有被隔离者的防控

进入被隔离者居住空间时，应佩戴口罩。口罩因分泌物变湿、变脏，必须立即更换，摘下并丢弃口罩之后，进行双手清洗。与被隔离者有任何直接接触，或离开被隔离者居住空间后，需清洁双手；尽量减少与被隔离者及其用品接触。不与被隔离者共用餐具，卫生间等区域尽量分开使用，如无条件，要做到被隔离者使用后清洁消毒，同时保证常通风。单独清洗被隔离者的衣物、床单等物品，完全干燥。穿戴好一次性手套和保护性衣物后再碰触和清洁被隔离者人体分泌物污染的物体表面、衣物或床品。戴手套前、脱手套后要进行双手清洁及消毒。密切关注被隔离者，若出现可疑症状，包括发热、咳嗽、咽痛、胸闷、呼吸困难、呼吸不畅、有憋气感、胃口变差、恶心、呕吐、腹泻、头痛、心慌、结膜炎、全身乏力、精神萎靡、轻度四肢或腰背部肌肉酸痛等，应立即就医，疫情期间可以网络咨询，居家测量体温，去医院前做好预约。保持心情舒畅，积极面对疫情，作息规律，饮食健康，适当运动，保持身体健康。

二、工作场所及出行途中的防控

（一）工作场所的防控

从出家门时起佩戴口罩，到单人办公区域再摘除口罩；到单位后，进入办公楼前自觉接受体温检测，并及时洗手；上下楼尽量少坐电梯，减少在公共区域逗留，避免多人共乘电梯，触摸电梯按钮时用纸巾隔离或按后洗手；尽量采取分散办公，如条件不允许，尽可能保证人员之间保持1米以上距离，并保证人人佩戴口罩；工作时不随意走动，减少不必要的面对面互动交流；减少集中开会，缩短开会时长；减少物品等的流通传递，尽量选择无纸化办公；接待外来人员时双方佩戴口罩，人员离开后，进行清洁和消毒；需外出办公时，佩戴好口罩，并随身携带消毒巾，触摸其他物体后，立即消毒；办公区域勤通风，同时注意保暖。

注意公共物品消毒，包括公用电话、打印机，办公桌椅等；每日进行公共区域清洁和消毒，定期对中央空调清洁消毒。自觉做好饭前便后洗手，做好自我卫生。单位就餐时，错峰用餐，并保证就餐人员之间有一定距离，少说快吃，减少就餐时间；餐厅和餐具使用后进行消毒；餐厅要做到食品洁净，生熟分开，避免食用生食，做到营养搭配合理。进行适当适度的活动，保证身体状况良好。保持心情舒畅，开心办公；工作完成后，佩戴口罩，及时回家。

（二）出行途中的防控

外出时佩戴口罩，路途遥远还应及时更换口罩；随身携带消毒巾，保持手部卫生；在咳嗽或打喷嚏时，要用纸巾捂住口鼻，并将纸巾及时扔进垃圾桶。如果乘坐公共交通工具出行，要尽量避免接触车上物品，尽量不用手触摸口、眼、鼻；减少与他人交流，防止感染；选择靠窗座位，减少与他人的近距离接触。若选择步行或骑行，避免经过人员密集区域，减少与他人接触；若选择开车出行，做好车内清洁和消毒。尽量错峰出行，提前规划好路线；遇到检疫防控人员，服从引导和检查，主动配合其工作。

三、超市选购过程的防控

进入超市佩戴口罩，且不能摘下口罩；尽可能戴手套触摸物品，或手套塑料袋后触摸物品；不采购不正规的肉食品；最好一次性购物齐全，减少外出采购频率；结账时不拥挤，排队时与他人保持一定距离；购物完成后尽快回家，不在外逗留；回家后，立即洗手，更换衣物。

四、医院就医过程的防控

尽量提前用网络或电话预约，熟悉就医流程，减少就诊时间；全程佩戴口罩，不摘除口罩；随身携带消毒巾，触摸物体后，立即消毒；排队时与他人尽量保持距离，减少与他人交流；尽量不触碰口、眼、鼻，咳嗽、打喷嚏时用纸巾捂住口鼻，并尽快将纸巾扔进垃圾桶；就医结束后，尽快回家，减少在医院逗留时间；返家后立即洗手，更换衣物，并对衣物进行清洗、消毒。

第三节　提高居民个人免疫力

新型冠状病毒肺炎来势汹汹，目前尚无特效药物，患者大多靠自身免疫恢复。对于未受感染的人来说，除了尽量减少外出、外出时戴口罩和经常洗手之外，提高免疫力也有助于抵抗病毒感染。以下有 3 个可以提高免疫力的方法。

一、健康饮食

（一）合理搭配，规律饮食

合理营养是健康的基础，人体免疫力与合理营养相辅相成。蛋白质不仅是生命的基础，也是免疫系统的主要组成部分。日常应该适量摄入瘦肉、奶类、鱼类、豆制品等富含蛋白质的食物。维生素也是人体必不可少的营养元素，富含维生素 C 的食品有柿子椒、番茄、菜花、柑橘、草莓、山楂、猕猴桃等；富含维生素 E 的食品有植物油、坚果和豆类等；而糙米、全麦、青菜、紫菜、青豆等食品中含有丰富的维生素 B_6。

清水或碱水浸泡可以有效清除蔬菜瓜果上残留的农药；购买正规渠道的肉制品、海鲜制品和蛋类；不购买和食用野味，不与野生动物接触；生肉、熟食分开放置和处理，处理生食和熟食之间洗手，防止交叉污染；坚持一日三餐规律饮食，不要出现吃一顿饿一顿的现象。

在饭后吃一些水果，可以提高自身免疫力。此外，酸奶含有蛋白质、益生菌、乳酸菌等成分，喝酸奶可增加提高免疫力的肠内益生菌——双歧杆菌。双歧杆菌有抗癌、抗衰作用。

（二）多饮开水，补充硒锌

多饮水可以使鼻腔和口腔内的黏膜保持湿润，还能让人感觉清新，充满活力。水很容易被人体吸收，增强身体各器官中的乳酸脱氢酶活力，从而达到增强人体免疫力和抗病能力的作用。早晨起床喝一杯水对身体更好。

补充硒、锌两种微量元素可以更好地提高人体免疫力。硒可使谷胱甘肽过氧化酶活性增强，从而增强机体清除自由基和抗氧化的能力，起到调节细胞免疫、体液免疫和非特异性免疫，帮助人体增强免疫力的作用。硒还是唯一与抵抗病毒感染有直接关系的微量元素，它能有效阻止病毒突变，对抗多种病毒感染性疾病。若要补硒，建议食用有机麦芽，因为有机麦芽含硒量高，且有生物利用度高、生理活性强、吸收率高等特点。但要注意，硒虽好，却不能过量补充，因为它是一种微量元素，过量补充会适得其反。中国人平均每日硒的摄入量约为 $60\mu g$。此外，补锌对提高免疫力也非常重要，锌能保证免疫系统的完整性。

（三）不吸烟，不酗酒

吸烟包括主动吸烟和被动吸烟。烟雾能使呼吸系统黏膜免疫细胞受损，使致癌物进入人体。吸烟致癌的潜伏期为 10～20 年。吸烟还会向身体输送有害的化学物质，破坏维生素 C，而维生素 C 在身体抗氧化中起重要作用。过量饮酒会降低身体的免疫力，酒精饮料会伤害免疫机制，降低免疫抵抗细菌和病毒的能力。

二、适量运动

体育锻炼是一种有效增强机体防御能力的方法。在家进行必要的锻炼，可以提高免疫力，避免感染新型冠状病毒。另外，运动能缓解焦虑、紧张等不良情绪。居家选择仰卧起坐、俯卧撑等运动，可以很好地提高免疫力。

三、充足睡眠

居家期间要确保充足的睡眠，每天保证 7～8 小时的高质量睡眠。充足的睡眠可以很好地提高人体免疫力，不要熬夜，最好晚上9点前就睡觉。高质量的睡眠可促进人体产生睡眠因子，睡眠因子可促进白细胞增多，同时加强肝脏的解毒能力，从而消灭侵入人体的细菌和病毒。因此，高质量的睡眠有助于提高人体免疫力。

为了营造良好的睡眠环境，房间要保持通风状态。由于我国南北方温差比较大，冬天居家也一定要注意保暖，避免感冒。免疫力一旦下降，就会增加感染新型冠状病毒的概率。

四、常见误区

新型冠状病毒肺炎是一种新发传染病，目前还没有特效的治疗方法，主要以对症、支持疗法为主。应避免盲目或不恰当地使用抗菌药物治疗。抗菌药物针对的是细菌，而本次疫情的病原体是病毒，所以抗菌药不能预防新型冠状病毒肺炎，错误使用抗菌药还会增加耐药风险。另外，虽然维生素C可以帮助机体维持正常的免疫功能，但没有抗病毒作用。在治疗过程中补充维生素C通常只是辅助性治疗手段。

在中医中，新型冠状病毒肺炎属于疫病范畴，不同地区可根据病情、当地气候特点及患者的不同体质等情况，辨证论治。个人切勿盲目服用中药或中成药预防和治疗疾病。此外，中医提出的艾灸法，可提高机体免疫力，帮助恢复肺脾功能，有条件的家庭居家隔离时，正确使用艾灸调节，可温经通络、散寒祛湿，有助于打赢新冠肺炎防控阻击战。

第四节　居民自我心理疏导

当人面临重大变化或威胁时，会出现心理"应激反应"，这是一种由激素导致的情绪反应，是身心整体性的调适反应。通俗地说，心理应激是指人由于遭遇到与自身至关重要而又难以应付的环境因素而产生的紧张和精神压力。新型冠状病毒肺炎疫情也是一个应激事件，每个人的生理、情绪、行为、认知、精神层面会有不同程度的反应，如过度紧张、焦虑、失眠、没有食欲等。同时，由于控制疫情的需要，假期延长，大家需要在家里"休养生息"，于是有大把的时间通过多种渠道获得疫情的各种消息，恐慌、焦虑情绪逐渐加重，甚至超出自己的承受能力，对应的心理反应也随之而来。

一、常见的心理反应

（一）明显的情绪反应

感到紧张、担心、不安、害怕、恐惧、恐慌，情绪烦躁，容易激惹、发脾气，经常抱怨，甚至对疫情信息感到愤怒，对其他事情缺乏兴趣，闷闷不乐，无法开心起来，表情痛苦，哭泣。

（二）明显的躯体反应

头晕头痛，心慌胸闷，心跳加快，呼吸不畅，憋气，恶心，腹部不适，腹泻，胃肠胀气，食欲差，尿频尿急，出汗，肌肉紧张及发抖，双腿乏力，肩背部疼痛，自我感觉发热等。

（三）睡眠变差

入睡困难，睡眠维持困难，早醒，多梦且多噩梦，白天精神差等。

（四）认知功能紊乱

注意力不集中，记忆力下降，思维不清晰，决策困难，大脑反应变慢。

（五）人际关系变得紧张

容易敏感多疑，过度防范他人。

（六）异常行为反应

逃避或回避一些信息、场景，反复查看疫情的进展，反复测量体温，反复洗手，社交减少，变得懒惰，出现极端甚至攻击行为等。

这些反应会给身心带来困扰，但都是非正常事件后的正常反应，一段时间后这些症状便会减轻直到消退。如果症状出现的频率越来越高，且越来越严重，影响正常的学习、生活、工作等，并且持续 3～4 周还在继续，那么需要尽快向专业的心理咨询师或者精神科医生寻求帮助。

二、自我心理疏导

（一）正视个人情绪

面对突然而至的疫情，有人可能在最初会担忧、恐慌、不安，并且随着疫情的进一步蔓延和防范措施的日益加强，逐渐出现悲观情绪，心情不愉快，不知道病毒什么时候会消失，觉得生活没意思，精神萎靡不振，食欲不好，睡眠差，体重下降等。当发觉自己心情不愉快、兴趣下降、体会不到快乐的时候，就要提醒自己：我是不是抑郁了？有抑郁情绪并不可怕，及时察觉并接纳它是自我调整的第一步。回避不良情绪不利于后续的情绪管理。

关注疫情信息无可厚非，但大量的谣言、戾气和煽情的信息，会让人感到压抑。当过分沉浸在疫情信息中而出现焦虑等负性情绪时，请不要再继续关注疫情，可以关掉电脑、放下手机，回到日常生活中去，观察自己的不良心理反应是否得到缓解。同时要调整心态，鼓励自己，专注到积极的事情上去。可以多花时间，为疫情结束后的生活和发展做准备。同时，用自己能接受的方式合理地表达不良情绪，比如向家人朋友倾诉、画画、写日记等，还可以直接拨打心理热线，进行咨询、倾诉。

（二）规律生活作息

按时起床就寝，按时进餐，注意营养均衡，安排好每天的生活，有张有弛。听音乐、练瑜伽、冥想放松、腹式呼吸练习等都是可以令人放松的方式。

腹式呼吸练习是最简单有效的放松方式，要点是：吸气时，采取仰卧或舒适的坐姿，把一只手放在腹部肚脐处，另一只手放在胸部正中位置，放松全身，先自然呼吸，然后吸气，最大限度地向外扩张腹部，使腹部鼓起，胸部保持不动；呼气时，腹部自然凹进，向内朝脊柱方向收，胸部保持不动，最大限度地向内收缩腹部，把所有废气从肺部呼出去。循环往复，保持每次呼吸的节奏一致，细心体会腹部的一起一落。呼吸要深长而缓慢，用鼻吸气，用口呼气。每次练习 10 ~ 15 分钟，可以边听音乐边进行。每天早晨醒来尚未起床、中午午休前、晚上入睡前均可进行练习。

（三）提升心理能量

居家期间不妨给心灵也放放假，做一些提升心理能量的事情，促进心理健康。提升心理能量的方法有很多，比如爱自己、爱别人、爱这个世界；心存感恩；做喜欢的事情，如冥想、深呼吸；安静独处，感受美好的事物；发自内心地微笑；听表现积极情绪、动听美妙的音乐；鼓励自己，或者鼓励朋友；阅读书籍，看喜欢的电影；看日出，或者看日落；发挥创造性，写诗、作画、雕塑、设计、做家具等；睡觉，让自己充分休息；整理房间，搞清洁卫生；种花、浇花；每天坚持学习新东西，如新的知识、新的技能、新的语言等；保持积极的心态。

另外，还要注意获取疫情信息的渠道，要从权威官方途径比如《人民日报》、国家或地方卫健委、各地疾病预防控制中心等了解新型冠状病毒的特点及防护措施。权威、专业的信息不具有迷惑性，能帮助受众理性看待新闻事实。

第五节　居家应急物资的准备

对于所有家庭而言，疫情防控是一项多环节、复合的、系统的长期作业，因此，储备家庭防护物资是一项重要的工作。考虑到此次新型冠状病毒肺炎疫情的特点及传播途径，建议每户家庭应准备口罩、消毒剂及有机溶剂、体温测量设备和紫外线灯等应急物资。

一、口罩

目前，市面上可供选择的口罩类型有很多种，建议选用 N95 型口罩及一次性医用外科口罩。生活中常见的棉纱口罩厚重、闷热且与面部密合性差，防病毒效率较低，因此不建议使用。

最值得注意的是，佩戴口罩的主要作用是阻挡搭载病毒的飞沫，飞沫被阻挡后，病毒会在口罩过滤层内聚集，因此佩戴过或佩戴达 4 小时的口罩，应及时丢弃并更换新口罩。

二、消毒剂及有机溶剂

冠状病毒是一类具有包膜的 RNA 病毒，当包膜被消毒剂破坏后，RNA 也非常容易被降解，从而使病毒失活。由于有这个包膜，冠状病毒对有机溶剂和消毒剂十分敏感，75% 酒精、乙醚、氯仿、甲醛、含氯消毒剂、过氧乙酸和紫外线均可灭活病毒。

（一）乙醇

目前世界卫生组织（WHO）推荐的手消毒剂为含量 70% ～ 75% 的乙醇，在没有明显污物的情况下，使用六步洗手法用乙醇手消毒剂进行手消毒。在有明显污物的情况下，要用流水和洗手液清洗，擦干后再使用手消毒剂进行手消毒。

（二）84 消毒液或泡腾消毒片

84 消毒液要按照说明书进行配制（有效氯浓度应达到 500 ～ 1000mg/L）。对物体表面（如台面、门把手、电话机、开关、热水壶、洗手盆、坐便器等），需先用含有效氯 250 ～ 500mg/L 的含氯消毒剂擦拭，后用清水洗净，每天至少 1 次；地面每天用 250 ～ 500mg/L 的含氯消毒剂进行湿式拖地；餐具煮沸 15 分钟或用 250 ～ 500mg/L 的含氯消毒剂浸泡 30 分钟后用清水漂洗干净。对于污染物（主要指呕吐物、排泄物、分泌物直接污染物体表面），应使用一次性吸水材料完全覆盖后用足量的 5000 ～ 10000mg/L 含氯消毒剂浇在吸水材料上消毒，作用 30 分钟以上，小心清除干净，再用 500 ～ 1000mg/L 含氯消毒剂擦拭被污染物及其周围 2 米范围。84 消毒液配比见表 6-1。

表 6-1　84 消毒液配比

百分比浓度 （％）	浓度 （mg/L）	比例浓度	消毒液 （mL）	水 （mL）	总量 （mL）
0.02	200	1：250	50	9950	10000
0.05	500	1：100	125	9875	10000
0.1	1000	1：50	250	9750	10000
0.2	2000	1：25	500	9500	10000

泡腾片每片含有效氯 500mg，能在水中自溶，使用比较方便。泡腾片配比见表 6-2。

表 6-2　泡腾片配比

百分比浓度 （％）	浓度 （mg/L）	比例浓度	泡腾片 （片）	水 （mL）	总量 （mL）
0.02	200	1：250	4	10000	10000
0.05	500	1：100	10	10000	10000
0.1	1000	1：50	20	10000	10000
0.2	2000	1：25	40	10000	10000

（三）碘伏

碘伏是一种具有光谱杀菌作用的高效、速效消毒剂，可用于杀灭真菌、原虫及部分病毒。碘伏在医疗和日常生活中被用作杀菌消毒剂，可用于皮肤黏膜的消毒。当接触可能污染的表面及与密切接触者接触后，可选用 0.5％ 碘伏溶液进行消毒，作用时间为 1～3 分钟。在对餐具进行消毒时，可将碘伏配置成 200～300mL/L 的碘伏消毒液，将餐具在消毒液中浸泡 2～5 分钟便可达到消毒效果。碘伏中的碘与淀粉相互作用会产生紫蓝色斑痕，因此在用碘伏消毒前应把餐具冲洗干净。

三、体温测量设备

常用体温测量设备分为接触式体温计和非接触式体温计。接触式体温计主要有水银体温计、液体体温计和医用电子体温计等，非接触式体温计包括红外耳温计、额温计等。

一般来说，水银体温计易于获得，测温准确度优于非接触式体温计。非接触式体温计的优点是与被测对象不接触，可避免交叉感染，测温快速，通常测量时间小于 1 秒。不管应用何种体温测量设备，若检测出家庭成员有发热等可疑症状，应根据病情，及时到医疗机构就诊。

四、紫外线灯

新发布的《新型冠状病毒肺炎诊疗快速指南》指出，紫外线可灭活病毒。紫外线主要作用于病毒核酸，使蛋白质受到影响从而失活。面对新型冠状病毒，家庭除做好日常通风外，还可以配备短波紫外线灯。需要注意的是，在对室内空气消毒时，时间应不少于 30 分钟，房间内应保持清洁干燥；对物体表面消毒时，灯管距离物体表面不得超过 1 米，应直接照射物体表面。此外，紫外线灯照射消毒时，禁止有人在场，以避免因紫外线直接照射眼睛和皮肤而受伤。

（陆荣柱）

第七章　社区疫情防控典型案例

社区是基本的社会生活单元和平台，是组织开展重大传染性疾病防控工作的主阵地。社区在提高公民和社会组织参与疫情防控的能力、引导公民和社会组织有序参加防控中都发挥着重要的基础作用。2020 年 2 月 10 日习近平总书记在北京市调研指导新冠肺炎疫情防控工作时强调，全国都要充分发挥社区在疫情防控中的阻击作用，把防控力量向社区下沉，加强社区各项防控措施的落实，使所有社区成为疫情防控的坚强堡垒，并通过相应的制度和政策为完善社区防控体系提供支持和保障。

社区作为疫情防控的基本支点，实现有效动员更有利于贴近群众，倾听居民的呼声，更精准地把握居民需求的脉搏，更直接地解决人民最关心、最直接、最现实的利益问题。同时，在重大传染性疾病暴发时可以及时发动和引导社区居民，积极主动参与疫情防控工作，激发社会组织活力，为精准高效地开展疫情防控工作提供基础。

实现"政社互动"是发挥社区防控基础性作用的关键。"政社互动"即实现政府治理和社会调节、居民自治良性互动。重大传染性疾病的防控涉及多个部门的协同，也涉及一些重大防控措施的推进，需要政府制定相关制度、发布相应管控措施及防控指南，并调动一定的政府资源下沉到社区推进政社互动。

社区疫情防控需要构建自治、法治、德治融合治理体系，特别是围绕重大传染性疾病从联防联控具体措施的落实，到居民生活习惯养成、环境治理、法律意识及社会公德培育等多方面开展工作。需要促进社区治理的社会化、信息化、专业化、精细化、法治化、智能化水平，构建重大传染性疾病防控的组织架构、联防联动机制与信息互动平台，实现社区防控目标。

本书整理国外疫情防控的特点和经验，搜集国内不同地区官方网站上有关新冠肺炎防控的报道，挑选出 8 个在重大传染性疾病防控多个重点环节中的典型案例进行解读分析，期望能够为今后的防控工作提供借鉴和参考。

（陶红兵）

案例 1　美国流感的社区防控

案例解读：流行性感冒（简称流感）是由流感病毒引起的急性呼吸道传染性疾病，具有发病率高、传染性强、蔓延速度快、流行过程短、可引起肺炎等并发症，甚至导致患者死亡的特点。因流感病毒抗原极易变异，历史上曾发生过多次全球性流感大流行。在美国，每年有数十万至数千万人感染流感。针对此，美国公共卫生部门建立了相应的防控策略。通过了解美国对流感的社区防控，可给我国乃至全球的传染性疾病控制提供借鉴。

一、美国流感疫情

流感病毒的核酸呈节段性，极易发生基因重组，导致病毒蛋白抗原发生变异或漂移，使得人群极易感染，并引发流感流行。在 20 世纪，人类经历了 1918 年、1957 年和 1968 年三次大规模的流感侵袭，分别付出了死亡 4000 万人、200 万人和 100 万人的惨痛代价。随着经济全球化的快速发展，世界各国的经济联系更加密切，人们的社会交往日益频繁，流感的发生与肆虐已成为包括美国在内的全球各国需要共同面对的重要安全问题。

20 世纪以来，美国国内的几次重大流感疫情也与流感的世界性流行密切相关。1918 年的流感世界大流行在美国国内造成 67.5

万人死亡；1957 年的新 H2N2 流感病毒在美国造成 11.6 万人死亡；1968 年的 H3N2 流感病毒流行在美国让 10 万人失去生命，并且大部分是 65 岁以上的老年人①。2009 年春，美国国内新的 H1N1 流感病毒株（H1N1pdm09）的流行造成近 6000 万人感染，并导致 27 万人住院治疗，1.25 万人死亡②。

最近，新的一轮流感病毒又在美国肆虐，流行区域涉及 48 个州，尤其以人口稠密的纽约、华盛顿和加利福尼亚州最为严重。来自美国疾病控制与预防中心（Center for Disease Control and Prevention, CDC）的数据显示，截至 2020 年 2 月 25 日，全美共有 2900 万人被流感病毒感染，其中，因流感病毒感染而住院的人数约为 28 万，死亡 1.6 万人。此次全美流行的流感病毒包括了甲（A）、乙（B）两型流感病毒中的多个流感病毒株，其中，以甲（A）型 H1N1pdm09 株和乙（B）型 Victoria 株为主。图 7-1 显示了近几年（2017—2020 年）在全美流行的各流感病毒株的类型及其比例。正是由于每年引起流行的流感病毒株不相同，导致人群极易感，从而形成区域性、全国性，乃至世界性大流行，给流感病毒的防控带来了极大的挑战。

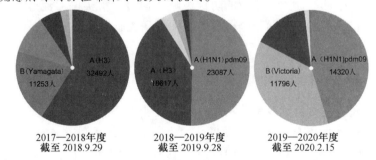

图 7-1　2017—2020 年度全美流行的流感病毒株的类型及比例图
（数据来自美国 CDC 网站）

---

① Kilbourne E D. Influenza pandemics of the 20th century. Emerging Infectious Diseases, 2006, 12: 9–14.

② US Department of Health and Human Services. 2009 H1N1 influenza improvement plan. Washington, DC: US Department of Health and Human Services, 2012.

二、 美国的流感防控措施

（一）防控简述

随着人们对流感病毒的生物学特性，以及流感流行规律研究的不断深入，美国对流感的防控也经历了一个由简单防控到系统、全面的流感防控国家战略出台的过程。

早在 1956 年，美国 CDC 即在亚特兰大建立了与 WHO 合作的流感监测、流行病学调查和控制中心，以应对流感可能在全美的流行。鉴于新 H2N2 流感病毒于 1957—1958 年在美国大流行造成的高发病率和高死亡率，1960 年美国公共卫生部首次推荐对体衰人群、65 岁及以上的老年人和妊娠妇女实行流感疫苗年度接种计划。1962 年，美国 CDC 在全美 122 个城市启动了流感死亡报告系统，按每周一报的形式统计 122 个城市中每个年龄组由流感致死的案例数，该报告系统从 1962 年一直运行到 2016 年 10 月。20 世纪 70 年代，由于 H1N1 流感的暴发，全美掀起了流感疫苗接种以预防流感流行的风潮。到 1993 年，更是将流感疫苗接种的费用作为福利纳入了联邦医疗计划（B）。

让流感防控上升为美国国家战略的转折点是在 20 世纪 90 年代。1992 年，美国国家科学院医药研究所发表了一份报告《新发传染病：细菌对美国公民健康的威胁》，使传染病及其防治再度成为社会聚焦的热点；1994 年，美国疾病控制与预防中心首次出台综合性的传染病防控国家战略。1997 年香港首次发生 H5N1 高致病性禽流感病毒在人与禽之间的传播，特别是 2003 年后新型呼吸道病毒 SARS 等的流行，使世界上许多国家都加强了对包括流感在内的流行性病毒的防控措施。作为高度重视公共安全的发达国家，美国高度重视对流感的预防与应对。为此，美国卫生和人类服务部（the United States Department of Health and Human Services，HHS）于 2005 年启动了"流感防控国家战略"（pandemic influenza plan），通过在国家层面上进行战略规划，同时投入大量资金用于流感病毒的研究、疫苗及相关抗病毒技术的开发，改善联邦、州及地方的流感防控基础设施等①②。

（二）"流感防控国家战略"的主要内容

美国流感防控战略的实施内容主要由三部分组成，即防控计划与准备、疫情的评估与监控、疫情响应与处置。

1. 防控计划与准备

即通过综合考量流感流行可能给美国社会造成的影响，通过与国际社会、地方政府间的沟通与合作，为达到控制流感流行的目的，制定流感防控计划。这些计划与准备包括：（1）卫生资源的准备及动员。流感防控过程中，会征用大量的参与公共卫生预防、控制、治疗等的专业人员，也会消耗大量的卫生资源，包括医院、药品、疫苗等。因此，需要在流感暴发前或事中，建立一个合理、有序、高效的准备与分配机制。在流感暴发前，要有针对性地规划卫生资源的分配次序；在流感暴发后，需要根据流行区域、风险人群等对卫生资源进行合理、有序的配置。在流感发生后，还需要有针对性地进行溯源和开展后期的科学研究，以完善流感病毒的相关信息，开发新的疫苗生产技术和抗病毒药物。（2）对如何合理、高效地协调、使用社会非卫生部门资源，尤其是对关系社会有序运行的关键性部门（如安全、运输、经济等）和基础设施的有序运行做出指导性预案。（3）通过建立发言人制度，利用公共教育对公民个人进行有针对性的疫情信息指导，以保证防控期间相关疾病信息流畅通，获取公众的支持与配合，引导公众主动参与到预防、控制、切断病原传播的行动中。

2. 疫情评估与监控

对于疫情的评估与监控，一方面可有助于帮助专业人员迅速、及时地了解流感疫情，准确、有效地采取防控对策，控制疾病的传播；另一方面也有助于提高流感疫情的透明性，使公众能

---

① US Homeland Security Council. National strategy for pandemic influenza. Washington, DC: US Homeland Security Council, 2005.

② US Homeland Security Council. National strategy for pandemic influenza: implementation plan. Washington, DC: US Homeland Security Council, 2006.

快速地获得相关疫情信息，主动配合采取预防措施，切断传播途径。因而，通过平时建立对公共卫生专业技术人员的人才培养与人才储备制度，加强疫情监测实验室的建设，可以提升研究与开发疫情监测能力，实现对疫情的快速、高效评估。同时，美国也加强了对进出国门、疫区等人员、物流的监控体制建设，以期通过快速地掌握流感病毒携带者或潜在病毒感染者的旅行信息，采取疫情调查、人员筛查、限制进出疫区的旅行等方案实现对疫情的监控。

3. 疫情响应与处置

疫情发生后，如何动员全社会力量进行有效的疫情响应和处置，决定了最后的疫情结果。相应的疫情响应是在预案的基础上进行快速响应，并根据实际情况随时进行方案调整。首先，对疫源地快速响应及强有力地处置。为遏止国内外疫源地流感疫情的输入或流动，美国联邦政府加强与国外疫源地政府、国内州与地方政府的合作，不但如上所述对进出疫区人员、货物等进行监控与限制，同时对疫源地予以人力、物力等的支持，实现对疫源的强力控制。其次，启动国家公共卫生和医疗应急预案，调动、激活国家战略储备资源，打破各州、各部门间公共卫生医疗资源流动壁垒，必要时动员军队或其他政府部门资源参与，以提高卫生资源的疫情响应利用效能。再次，充分利用公共媒体的信息渠道，保证信息的畅通和公众的知情权。同时，维持必需的基础设施、基本服务与经济运行，降低社会公众的过度恐慌，保证社会的运行有序，减轻流感对经济及社会功能的影响。

以美国 CDC 系统为核心建立起来的流感防控体制和专业队伍是美国"流感防控国家战略"实现的重要环节与保证①。美国CDC 网站上有非常丰富的有关流感的信息，包括流感的基本生物学信息、历年流感流行情况、流感发生后患者的临床表现与治

---

① CDC. Interim pre-pandemic planning guidance: community strategy for pandemic influenza mitigation in the United States—early, targeted, layered use of nonpharmaceuticial interventions. Atlanta, GA: CDC, 2007.

疗、流感季的全国监测周报等。内容非常详细，数据更新及时，有科普性介绍，也有非常专业的数据，对于普通大众与专业人士及时了解流感及其流行情况非常有帮助，这种公开、透明的疫情信息披露制度非常值得我国相关部门学习和借鉴。图 7-2 是美国 CDC 官方网站中的流感主页面，其科普性的设计对普通民众非常有亲和力。图 7-3 是美国 CDC 网站上提供的 2019—2020 流感季某周报中门诊患者中有流感样疾病（influenza-like illness，ILI）表现的患者数与近十年相关动态变化数据的比较图。该数据不但有利于普通民众了解流感疫情动态，对流感研究人员也十分有帮助。

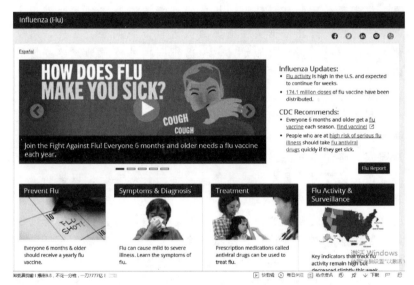

图 7-2　美国 CDC 官方网站上介绍流感的主页面
（图源自美国 CDC 网站）

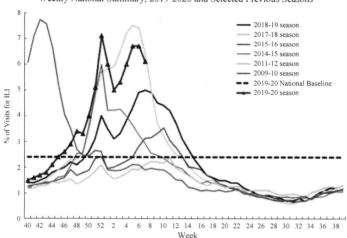

Percentage of Visits for Influenza-like Illness (ILI) Reported by
the U.S. Outpatient Influenza-like Illness Surveillance Network (ILINet),
Weekly National Summary, 2019-2020 and Selected Previous Seasons

**图 7-3　美国 2019—2020 流感季某周报中门诊患者中有流感样疾病
表现的患者数与近十年相关动态变化数据的比较**

（图源自美国 CDC 网站）

三、　美国流感防控特点与借鉴

"流感防控国家战略"是美国政府站在维护国家安全战略的
高度，从新发或复发传染病未来对美国本土及海外公民安全有潜
在挑战的角度，为维持美国国家安全所做出的重大战略安排。在
强大科技实力、高度发达经济水平的背景下，美国的"流感防控
国家战略"有较强的可操作性和实用性，从建立并实施以来取得
了较好的效果，为维持美国国家卫生安全提供了强有力的保障。
该防控策略不但可用于流感病毒，也可用于其他类似的、有可能
导致传染病暴发的病原的防控。

从该策略的出台及使用实绩来看，其本身的特点和取得的经
验非常值得我们学习与借鉴。

1. 预防为主、防治结合

通过国家主导的流感防控机制，本着预防为主的原则，将相

关预案做在前头、将疫情控制在源头，通过疫情监控等方案的实施，阻止、减少传染源进入非疫区的途径和机会；而流感疫苗的制备与推广应用，降低了流感病毒的易感人群数；通过对历年流感病毒谱的监控与分析，为流感的疫苗制备、精准预防与治疗提供了有效、可靠的信息支撑。

2. 分阶段应对、全过程响应

流感的发生发展不是一蹴而就的，是有阶段性的。在其防控方案中，针对流感发生的不同阶段特点，采用分阶段策略应对。在暴发流行的早期，主要采用对疫源进行控制、监测、强化预警；在疫情发生后，加强监测、分析、控制与防治；在疫情后，注重民众心理的修复，尽量减少其对公众健康、社会及经济发展的影响。

3. 国际合作、全民参与

作为全球最发达的国家，美国与世界上有影响力的国家和WHO都有深层次、多维度的合作。同时，在此防控战略的设计中，注重联邦政府与州及地方政府在应对流感暴发与流行中的合作，以及注重国家机器与私有企业、公民个人的合作。尤其通过网络等信息窗口，将流感信息流公开化、透明化，引导全民参与，极大地降低了民众面对流感暴发流行出现的恐惧感，保证了社会的正常、有序运行。

尽管，美国的"流感防控国家战略"在国家层面建立了立体的防控体系，经过多年对流感流行的预防性操作，政府部门积累了较多的应对大规模传染病的经验，并取得了良好的效果。但是，对于公众个体而言，其预防的主要策略是避免接触病原和接种疫苗等个体行为。而一旦预防失败，感染后患者的救治就需要相应医疗保险制度的配合。但现实生活中，因经济问题不能得到及时有效的治疗的人成为新的传染源的案例也层出不穷。因此，"流感防控国家战略"与医疗保险政策的切合度在一定程度上也影响着该方案的防控效果。

（Nguyen Bich Ngoc）

案例 2　SFHBF 运动是如何解决社区传染病防治中污名化问题的？

案例解读： 在社区传染病防治中，如何增强社区居民的参与度，以避免孤立患者或密切接触者，从而引起不必要的恐慌或故意隐瞒病情呢？本文以美国旧金山地区的"旧金山免费乙肝治疗运动"为例，通过"社区参与式研究"表明，在传染病防控过程中，引导居民积极参与，能够减轻居民对疾病污名化的担忧，自觉隔离，切断传染源，对社区防控具有极其重要的作用。

与其他种族相比，亚裔美国人的乙肝（HBV）感染率最高。据美国 CDC 估计，10% ~ 15% 的在美亚裔携带乙肝病毒①②③。旧金山作为全美亚裔人口最为密集的地区，于 2007 年发起了"旧金山免费乙肝治疗运动"（San Francisco Hep B Free Campaign，SF-HBF）④。

SFHBF 运动是一项基于社区的宣传运动。2007 年春，画有旧金山市长 Gavin Newsom、项目主管 Fiona Ma 与 SFHBF 运动图标的广告牌被广泛投放于亚裔人群集聚的社区与公交线路上。2008 年，SFHBF 运动打出"Be a Hero（成为英雄）"的旗号，采用身穿超人服饰的亚裔形象，宣传"任何人都能通过主动接受乙肝检测成为英

---

①　Guane R，Sui P，Lam K，et al. Prevalence of HBV and risk of HBV acquisition in hepatitis B screening programs in large metropolitan cities in the US. Hepatology，2004，716A.

②　Kim W R. Epidemiology of hepatitis B in the United States. Hepatology，2009，49：S28 – S34.

③　CDC. Screening for chronic hepatitis B among Asian/Pacific Islander populations—New York City，2005. MMWR Morbidity and Mortality Weekly Report，2006，55（18）：505 – 509.

④　Bailey M B，Shiau R，Zola J，et al. San Francisco Hep B Free：a grassroots community coalition to prevent hepatitis B and liver cancer. Journal of Community Health，2010.

雄"的理念（如图 7-4）。2009 年，SFHBF 运动邀请了亚裔选美小姐与其他亚裔社区领导人作为代言人，旨在树立亚裔群体的社区自豪感①（如图 7-5）。至此，SFHBF 运动通过结合超级英雄、社区名人等积极乐观的宣传方案，使旧金山地区完成了从"谈乙肝色变"到"公开谈论乙肝治疗"的转变，大大减少了亚裔群体因惧怕污名化而拒绝接受乙肝检测的问题。

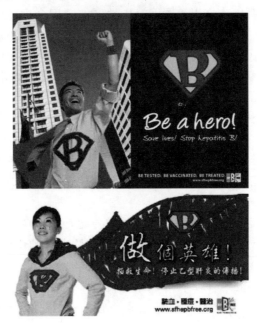

图 7-4 "Be a Hero（成为英雄）"宣传画

---

① Yoo G J, Fang T, Zola J, et al. Destigmatizing hepatitis B in the Asian American community: lessons learned from the San Francisco Hep B Free campaign. Journal of cancer education: the official journal of the American Association for cancer education, 2012, 27（1）: 138－144.

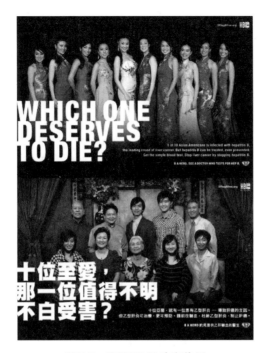

图7-5　SFHBF 运动宣传画

　　SFHBF 运动的成功，证明了减少污名化、树立社区自豪感在少数族裔社区传染病防治中发挥的积极作用。尤其在对弱势群体的研究中发现，只有与弱势群体建立社区信任，才能深入体会弱势群体面临的种种困境，实现具体问题具体分析①。

　　近年来，越来越多的研究者逐渐意识到"社区参与式研究（community-based participatory research，CBPR）"的重要性。由于某些社区具有独特的健康、经济、文化特征，传统的"外部专家驱动式"研究方法与防疫手段并不一定适合该社区，社区成员基

---

　　①　Shiau R, Bove F, Henne J, et al. Using survey results regarding hepatitis B knowledge, community awareness and testing behavior among asians to improve the San Francisco Hep B Free campaign. J Community Health, 2012, 37：350 – 364.

于对信息泄露、疾病污名化的担忧，往往缺乏对项目主导者的信任①。而与外部专家为单方面主导的项目不同，CBPR 强调研究与防治过程中所有合作伙伴的平等参与，具体表现为社区成员代表亲自参与问题定义、干预措施设计与防疫宣传等②③④。加州大学伯克利分校公共卫生学院的 Charlotte Chang 教授在对旧金山唐人街饭店黑工健康状况的研究中，邀请了 9 名工人与 17 名社区华裔移民共同参与研究⑤。在这项社区参与式研究里，工人代表的存在顺利建立起了项目组与社区间的信任。当地工人群体更乐意与工人代表吐露真心，分享信息，同时也更乐意听取工人代表讲述的乙肝防治建议。与 SFHBF 运动中建立社区榜样的方式类似，社区代表作为与社区群体共同生活的亲密伙伴、作为连接项目主导者与社区群体的桥梁，能够化解弱势群体对疾病污名化的担忧，提高当地群众的参与度，极大地推进了研究与疾病防控的进程。

"旧金山免费乙肝治疗运动"启示我们：

（1）要树立患病并不可耻，疾病并无对错的观点。平等对待每一位社区居民，不以有色眼镜或歧视的眼光看待患者或密切接触者。

（2）照顾到患者和密切接触者的心理，解决其遇到的实际问

---

① Marais F. Participatory public health research：the process of community engagement in research partnerships. Pimatisiwin，2007，5（2）：77 – 106.

② Green L W，George M A，Daniel M，et al. Study of participatory research in health promotion：review and recommendations for the development of participatory research in health promotion in Canada. BC：Royal Society of Canada，1995.

③ Israel B A，Schulz A J，Parker E A，et al. Review of community-based research：assessing partnership approaches to improve public health. Annu Rev Public Health，1998，19：173 – 202.

④ Israel B A，Eng E，Schulz A J，et al. Introduction to methods in community-based participatory research for health. In：Israel BA，Eng E，Schulz AJ，Parker EA，editors. Methods in community-based participatory research for health. San Francisco，CA：Jossey-Bass，2005：3 – 26.

⑤ Chang C，Minkler M，Salvatore A L，et al. Studying and addressing urban immigrant restaurant worker health and safety in San Francisco's Chinatown district：a CBPR case study. Journal of Urban Health：Bulletin of the New York Academy of Medicine，2013，90（6）：1026 – 1040.

题。同时保护好个人的信息和隐私，防止信息泄露等。

（3）鼓励社区居民主动参与，尤其是在疑似情况下，主动要求检测和自我隔离，这样更有利于发现传染源及切断传播途径。

（4）区别对待，针对不同经济社会文化背景下的社区，选择不同的措施和手段，倡导"社区参与式"防控，发挥社区代表或物业的作用。

（周丹橘）

案例3　广州"3＋1"模式筑牢社区疫情防控的"铜墙铁壁"

案例解读：世界卫生组织（WHO）在《风险沟通和社区参与领域针对 2019 年新型冠状病毒（2019－nCoV）的准备状况和应对措施》中指出：在应对任何事件的公共卫生行动中，最重要和最有效的干预措施之一是主动沟通已知情况、未知情况和正在采取的措施，以便获取更多信息，目的是挽救生命和尽量减少不良后果。国家卫健委发布《关于加强新型冠状病毒感染的肺炎疫情社区防控工作的通知》，强调社区是传染病防控的第一道防线。我国相关法律法规也赋予了社区在疫情防控中应该担任组织力量、协助收集和报告疫情信息、分散隔离人群、落实防控措施、宣传教育等职责。

因此在防疫工作中，选择采取"主动出击、走访摸查、建立居民健康管理台账"等手段不失为一个好办法。但在摸排工作中，会有难以预料的事情发生，靠单一的人员、单一的力量，要及时处理好突发情况，存在很大困难，需要多部门的协作。比如社区工作人员虽熟悉居民基本情况，便于开展摸排工作，但未必具有应对突发情况的处置权或所需的专业医疗防护知识，且多部门的协作往往程序繁杂又缺乏灵活性。广州创立的由村干部、基层民警和医务人员组队，全面入户排查重点人员的"三人小组"模式，一些区域还形成"3+1"的工作模式，方便实用地解决了这些难题，可以作为成功的经验加以借鉴。

　　广东省卫健委2020年2月18日通报，2020年2月17日0—24时全省新增确诊病例6例，其中，作为一线城市的广州，全天新增病例首次为零。连续9天，广州确诊病例都是个位数，疑似病例大幅下降。难能可贵的是，从2020年1月21日收治首例患者以来，近1个月过去了，广州尚无一名患者因感染新冠肺炎死亡。

　　广州始终将坚定信心、同舟共济、科学防治、精准施策摆在首位，充分发挥联防联控、群防群治和基层治理、党员先锋等各层面的力量，在一系列暖心举措中展现出城市的硬实力，让疫情防控的"主战场"变成基层治理能力的"磨刀石"。

　　作为国家中心城市，广州城市面积广阔，常住人口近2000万，外来人口众多，尤其是湖北籍务工人员聚集的工商业、商贸业高度发达，交通网四通八达，防控形势尤为严峻。广州是如何做到的？

　　抗非典胜利之后，广州不断在总结经验、改进工作，群策群力、联防联控的机制比较健全，舆情引导和通报机制更畅通，使得这次应对疫情的敏感性非常高，防控工作启动得很早。所以，2020年1月21日出现第一例从湖北武汉来的患者时，第一时间就诊断出来了。

　　2020年1月21—23日，广州市新增确诊病例全部为自主就医；2020年1月24—29日，主动排查出的病例占35%；2020年1月30日—2月5日主动排查比例为68%；2020年2月6—12日主动排查比例提高到78%。这充分证明，广州构建的基层一线防控体系在这场战"疫"中发挥了重要作用。

　　主动出击、走访摸查、建立市民健康管理台账，广州首创"三人小组"模式，由村干部、基层民警和医务人员组队，全面入户排查重点人员。一些区域还形成"3+1"的工作模式，在社区中筑牢疫情防控的"铜墙铁壁"。

荔湾区冲口街全街有 12500 多套出租屋，光重点对象就有 1055 人。街道在"三人小组"的基础上加派 1 名熟悉情况的出租屋管理员，组成"3＋1"模式上门。2020 年 1 月 25 日大年初一中午 1 时左右，坑口联社治保会民兵巡查时注意到村里刚停放了一辆鄂 D 牌照的私家车，便向街道来穗人员和出租屋服务管理中心主任辛振翀反映情况。辛振翀一听便知车主是辖内一位湖北籍李姓二房东，因为相熟，他立刻通过微信联系到李先生，了解到他们一家三口刚从湖北荆州自驾回来。"问清他们没有发烧、咳嗽，然后要求他们赶紧在家隔离、不要出门。"辛振翀说，随即他们通知居委会"三人小组"第一时间上门，对李先生一家进行居家隔离和医学观察，并一手承担他们的生活安排和供给。等忙完这一切，已是第二天凌晨两点。

正是有了像"三人小组"这样一批招之即来、来之即战的最美"逆行者"，在广州的大街小巷为抗击疫情奔走奋战，广州基层防疫工作才做到"底数清、情况明、措施实"，让街坊感受到"专业、安全、贴心"。

防疫是检验基层治理能力的演练场。广州通过提升和锤炼基层治理能力，在走街串巷、进门入户中，迅速在这场突如其来的疫情防控硬仗中掌握了主动权。凭借科学、有效、精细化的管理，广州筑起了坚实的抗疫防线，彰显了这座超大城市应有的实力和担当。

资料来源：

1. 罗艾桦，贺林平. 又一个一线城市"零新增"！广州怎么做到的？人民日报客户端广东频道（2020－02－18）.

2. 吴城华."三人小组"洗楼战"疫"忙. 广州日报，2020 年 2 月 17 日.

（王冬）

案例 4　江苏社区抗"疫"一线有支 30 万人的"神秘之师"！

案例解读：习近平总书记在做疫情防治工作部署时强调"社区是疫情联防联控的第一线，也是外防输入、内防扩散最有效的防线"。面对来势汹汹的疫情，如何做好社区一线抗"疫"工作，挑战不小。根据我国相关法律法规所赋予的职责，社区在疫情防控中应该担任组织力量、协助收集和报告疫情信息、分散隔离人群、落实防控措施、宣传教育等职责。

面对情况多、任务重的局面，除了警务人员、医护人员、基层公务员队伍外，必须动员更多社会力量参与进来。如何在短期内组织起一支能够深入社区群众，做好宣传、服务、排查等工作的合格可靠的一线抗"疫"队伍？江苏发挥网格化管理优势，通过发动网格长和专兼职网格员的力量，很好地加强了基层一线工作。

网格化管理是根据属地管理、地理布局、现状管理等原则，将管辖地域划分成若干网格状的单元，并运用数字化、信息化手段对每一网格实施动态、全方位管理，它是一种数字化管理模式。每个网格配备网格长、网格管理员、民情信息员、网格警员、网格监督员，把矛盾调处、公共服务等与百姓息息相关的事项，融入网格，落到人头。

这次应对疫情，可以促进网格化管理的进一步发展，完善我国基层社会治理模式。他们的做法和经验可以给我们带来启示和借鉴。向这些战斗在一线的基层网格长和网格员们致敬！

"出来买菜，口罩还请戴好！"

"证件请出示一下，先登记才能进小区哦。"

"非常时期，请您配合，能不出门，尽量不要出门。"

最近，在江苏各地社区、镇村出入卡口，有一群戴着口罩、穿着马甲的人，被网友调侃为抗"疫"战场上的一支"神秘力量"。

他们不厌其烦地为居民量体温，登记信息，排查重点人员，及时堵住一个个可能造成疫情扩散的风险点；他们化身"广播宣传员""义务外卖员""物资采购员""疫情侦查员""心理辅导员"，第一时间为有需要的居民送上帮助和服务。

他们，就是战斗在全省抗"疫"一线的网格长和专兼职网格员。

疫情面前，对有着 8000 多万常住人口的江苏而言，社会治理从日常管理向应急管理的快速切换能力，正在经受一次前所未有的考验。

无数个村社区谁来守？小区防控谁来出力？点对点的疫情宣传和居民服务谁能担当？"北京西路瞭望"（微信号：xhrbbjxllw）注意到，危急之中，有这样一支社会治理"新军"挑起了重担。

2020 年 1 月 26 日，江苏省委常委会专题会议要求，突出加强基层一线工作，发挥网格化管理优势，深入开展地毯式排查，进行疫情追溯。

2020 年 1 月 27 日、31 日，江苏省委政法委连续两次下发通知，要求各地广泛发动全省 30 万基层网格员参与疫情防控，推动各项防控措施在网格内精准高效落地。

2020 年 2 月 10 日，为全省网格员定制的"微网格—疫情防控"模块正式上线。该模块将实现点对点、群到群、数据对数据，让基层网格长、网格员工作有载体、手上有数据、防控更精准、应用更高效。

2020 年 2 月 12 日，江苏省委常委会暨省委应对疫情工作领导小组会议强调，要继续坚持"大数据＋网格化＋铁脚板"等做法，进一步筑牢基层疫情防控网，把防控工作各项措施落细落实。

这支队伍的力量有多强？

"北京西路瞭望"（微信号：xhrbbjxllw）从江苏省委政法委

了解到，到 2020 年 2 月 14 日，全省各地 30 万名网格员累计排查走访 5656.3 万户（次），1.5 亿人次，核查信息 76.6 万条，发放防疫宣传手册 8776.9 万本，排查重点地区返乡人员 68.4 万人次，发现疫情防控线索 21.1 万条，化解疫情相关矛盾纠纷 10.2 万件……

数字令人震撼，背后艰辛难以想象。你可能还不了解，这样的组织力、行动力的背后，是上千个日日夜夜的工作实效的累积。

"养兵千日，用兵一时。"事实上，从 2017 年开始，江苏就已经把网格化作为创新社会治理、提升社会治理能力的重要突破口和有效抓手。两年多来，已规范设立网格 12 万个，配备专兼职网格员 30 万名，在全国率先实现网格化治理省域全覆盖。

疫情来势汹汹，30 万网格员如何守住网格阵地？在实战锻炼中，江苏又如何将"网格化"这张"金字招牌"擦得更亮，把网格员这支队伍的实战力练得更强？快跟随"北京西路瞭望"（微信号：xhrbbjxllw）的步伐，到各地战场上去看一看吧！

一、一副铁脚板，踏出疫情防控网

第一站，我们先来到徐州。在这次疫情防控中，徐州全市 1.6 万名网格员、平安志愿者穿行在大街小巷，对所在村、社区实行地毯式排查、网格化管理。这其中有一位叫程晓筠的网格支部书记，还上了《新闻联播》呢！

连线时间：2020 年 2 月 13 日 9：30

连线对象：徐州市鼓楼区黄楼街道彭校社区网格支部书记程晓筠

早上 8 点到晚上 8 点的连轴工作，1.5 万以上的步数，挨家挨户确认居家隔离人员情况……这是程晓筠和街道 85 名网格员每天的生活内容。从 2020 年 1 月 23 日至今，他们已连续作战 21 天。

"各位，今天工作依然繁重，请大家全力投入！"2020 年 2 月 13 日上午 6 点不到，程晓筠就在网格工作群中给大家分配任务，加油鼓劲。作为社区治保主任、网格支部书记，这些天，她既当指挥员，又是战斗员。

"每天这时候，我们都在各个小区门口排查来往人员。"接受记者连线采访时，程晓筠正在坝子小区门口参与排查工作。"我现在所在的坝子小区，是一个老旧小区，无物管，出租户特别多，难管！"她告诉记者，为了不发生信息遗漏，网格员们就用笨办法逐门逐户地清查。目前，连同坝子小区，辖区内共排清出租户275户，其中199户有人居住，对剩下的76户，他们都明确通知近期不要回徐州。

"你现在如果在社区里看见穿着马甲还跑得特别快的人，那肯定就是我们的网格员。"程晓筠笑着说。

随着2月10日部分企业复工，外来人员增多，他们的工作量有了明显增加。为在有限的工作时间里能多排查一些信息，很多网格员几乎是跑着工作。黄楼街道企业有4000多家，个体有6000多户，外来人口多，网格员们的重头工作就是排查、管控外来人口。此外，对于辖区内正在居家医学观察的170多户居民，网格员每天必须"见人见户见状态"，并且为他们采购生活用品。

"很多网格员都感叹：要想知道哪天工作有没有跑到位，就看这一天工作下来啊，脚有没有累到抽筋。"让程晓筠他们倍感欣慰的是，正是靠着这一副副铁脚板"织"起的严密防线，黄楼街道辖区内目前还没有发现确诊和疑似病例。

"疫情形势依然严峻，一刻都不能放松。我们依托'网格+党建'，集结网格员、楼长、党员、社区民警、爱心志愿者等多方力量参与，接下来，要继续把网格里的责任落实到每个人、落实到每个基层党员，让每个居民都能感受到党组织的温暖。"

程晓筠有个感觉特别明显，那就是这段时间，居民和网格之间的黏性越来越强，对网格员的认可度越来越高，参与社区自治的意识也越来越强。"人人都拧成一股绳，就没有战胜不了的事情！"她信心十足。

二、大数据助力，他们是网格员背后的"智囊团"

网格员是网格化的前端触角，在他们身后还有一群默默奉献的"智囊团"。这一站让我们来到扬州，看看大数据如何赋能小网格。

连线时间：2020 年 2 月 12 日 21：30

连线对象：扬州市江都区委政法委副书记、区大数据管理局局长朱伟

"哎，我这店才开了两天，就被发现了。顾客没几桌，没赚到钱，还被抓了现行，罚款 2000 元。"最近，扬州市江都区大桥镇某棋牌室被民警查封，棋牌室老板懊悔不已。

这是江都区利用大数据助力疫情防控的一个缩影。之所以能快速精准查处违规开业的门店，离不开电力大数据的应用，也离不开一群 24 小时待机工作的"智囊团"。

"疫情防控阻击战打响以来，我们大数据管理局格外忙碌。"朱伟告诉记者，依托"1 + N"网格化大数据平台，城管、供电等多部门的数据实现共享，工作更为精准高效。

"最近一段时间，我们工作到 12 点之后是常态，有时候要到三四点。因为每天基层不断有数据报上来，必须等所有数据稳定之后，才能对当天的数据进行分析研判。"朱伟介绍说，对各方面的数据进行清洗、比对、研判、分析后，还要把数据提供给各个乡镇，再安排网格长进行核查。根据网格长核实的情况，大数据管理局的工作人员会进行二次比对，确保事件处理形成闭环。

依靠点对点精准推送的信息和数据，江都 1031 名网格长得以更好地开展网格化服务、地毯式排查，核实重点关注对象是否居家隔离，做好体温状况、密切接触者之类信息的收集上报等工作。

"为了助力疫情信息排查工作，我们还推出语音机器人，在给居民打电话的过程中，可以通过语音识别功能，自动识别登记外来人口的本地居住地址。"朱伟说，针对近期的复工返程潮，"智慧江都"惠民 APP 中及时新增进出江都的预约登记功能。

复工的外地人进入江都，需要先预约，由各网格长对预约申请进行审核，核实通过后，会发送一个二维码给申请人，入城时出示后便可快速通行。此外，江都安排机关干部到每家企业做驻厂网格员，他们每天都要对企业的员工信息进行走访记录，发现异常及时通过手机 APP 上报。

"这场疫情防控阻击战，对我们大数据局来说，既是一次考验，更是一次练兵。"朱伟希望，通过大数据管理局上下的齐心努力，能为打好打赢这场战役提供更完善的数据支撑和信息支持。

三、每天过万步，"跑"出企业复工"加速度"

随着企业陆续复工，社区防控迎来了更多挑战。第三站，让我们一起看看来自常州的网格"选手"交出了怎样的答卷。

连线时间：2020 年 2 月 12 日晚上 8 点半

连线对象：常州市高新区河海街道专属网格员吴科飞

这两天，一份图文并茂的《企业复工"四个到位"落实范本》在河海街道企业复工群里疯转，获得企业主点赞。

吴科飞正是这份操作指南的主创者。操作指南的主要内容，都是他和小伙伴们一家一家企业跑下来，用"脚底板"搜集回来的复工好做法、好经验。

这 3 天，他连续跑了 30 多家企业，笑称自己"每日步数轻松过万"。到企业走访，吴科飞既是检查员，也是指导员，"比如隔离间怎么设置、怎么消杀，食堂怎么确保员工安全，防控机制怎么更完善"。

电话里，吴科飞声音沙哑。他解释说，前几天话讲得太多。每到一家企业，他都要把市、区最新的疫情应对动态、措施传达给企业，光是讲解这些政策就要 1 个多小时。其间，他还要回复不少企业打来的咨询电话，"每天至少要打 100 多个电话，这不，上周才充了 200 元话费，这两天又充了 200"。

河海街道辖区共有企业 4000 多家，其中不乏医疗物资重点企业，像常州鼎智机电有限公司是迈瑞医药等医疗器械核心设备生产配套企业。这些企业生产的呼吸机、注射泵、核酸提取仪等医疗设备，正是当前疫情防控专用设备。

2020年2月2日以来，吴科飞先后跑了4趟鼎智机电，详细搜集企业在用工、下游供应等方面存在的困难，第一时间上报给相关部门。在各方努力推动下，鼎智机电成为常州第一批复工的企业，它的下游供应商也得以顺利复产。目前鼎智机电已接到1.5万件产品订单，日产能达300件，公司正开足马力生产，满足各方需求。

这样的例子还有不少。白天吴科飞跑企业，现场能解决的都现场答复，晚上回到办公室，他和小伙伴一起整理汇总，总结共性问题，及时反馈给未申报企业。连续多日，他都是这么"连轴转"。"我跟企业的人说，你们12点前都可以把资料发过来，我肯定还没睡。"

眼下，吴科飞正在琢磨整理一份楼宇企业复工操作指南。河海街道的楼宇企业多达3000多家，这些企业规模小、人员少，不适合照搬工业企业的复工标准。"这几天跑下来收获不少！我要把我能做的，尽最大努力做好。"

四、最特别的"代购员""快递员"

服务和管理是社会治理的基本任务，也是当前社区疫情网格化管理中的重要工作。最后一站，让无锡市和宿迁市的两位网格员用行动来诠释"网格温度"。

连线时间：2020年2月12日晚7：30

连线对象：无锡市洛社镇张镇桥村网格长谢玲、沭阳县刘集镇郇河村网格员张恩

"麻烦帮我买两斤左右五花肉，两斤青蒜，谢谢。"2020年2月12日早上7点多，洛社镇张镇桥村网格员杨伟收到自己负责的一家隔离户发来的采购单。"收到！你们今天体温测了吗？身体都正常吗？还有其他的需要吗？"

这样的对话，几乎每天都要发生在张镇桥村网格员与居家隔离人员之间。

张镇桥村内安置房小区、商品房小区和自然村混合，常住人口近2.5万人，村里还有8家规上企业，附近工业园区内还有大小企业71家，疫情防控任务重。全村160多名网格员全部坚守防疫一线，而让返村人员安心在家隔离就是其中一项重要的任务。

"村里租户多，随着复工潮到来，越来越多的人赶回来，光是2020年2月9日一天，就有378户、993人回来，每户每人都要确保隔离到位。"张镇桥村党总支书记、网格长谢玲说，"一开始有居家隔离人员情绪很大，很生气地给我打电话说要给他们扔垃圾。"她二话不说上门服务，同时耐心劝说。"我们想方设法满足他们的要求，他们也明白这是诚心诚意为他们好，都很配合。"

起初，村里有十几人需居家隔离，网格员们就自发帮助他们采购，后来人数增加，光靠他们根本忙不过来。"征得居家隔离户同意，大年初六开始，我们就对接村里的大超市，给他们按照两三天的量、荤素搭配统一采购。"谢玲说。

22名网格员专门负责，每天逐一拨打电话或是发微信，问清楚住户需要，再将清单交给超市。超市把东西打包好，送到村委会，网格员们一一送上门，同时将他们的生活垃圾收走。"也有网格员主动给自己楼道隔离户提供定制服务，要啥买啥，有求必应。"

从2020年1月18日开始，每天轮排大夜班，谢玲和村里的网格员就没闲下来过。"大年初一、初二前，我们每天都是吃泡面。初三，从镇里的食堂订盒饭，才有口热乎饭吃。"她说，村里还有800多户待返，后期隔离压力更大。"一方面，要发动更多的网格员和志愿者参与；另一方面，也需要依靠技术手段。最近镇里专门开发'云超市'平台，隔离人员能自己'点餐'，我们也正在考虑使用。"

增强防控实效，帮助居家隔离人员解决生活困难，沭阳下了不少功夫。当地各村统筹力量，成立"网格员代办服务队"，无偿为居民提供各方面的代办服务。

大年初一，沭阳县刘集镇郇河村 31 岁的网格员张恩关掉自己的花店和网店，全身心投入战"疫"。除了卡口值班，宣传防疫知识，他每天要给居家隔离人员、低保户、重残家庭买蔬菜、水果和生活用品，成了居民代办的"快递员"。

而往年这个时候，他应该在忙着栽植花木，打包快递、发货。"疫情发生后，很多人捐款捐物，付出了很多，我们也尽自己所能出点力。"张恩说，还有很多和他一样的创业青年，暂时放弃经营，守在抗"疫"一线。"希望疫情赶快过去，大家都能自由地走出家门，享受春暖花开。"

坚守防控第一线，网格员责无旁贷，但其实，他们也会累。

"好久好久没歇过了，白天连黑夜地干。"

"一天打 100 多个电话，嗓子都冒烟啦。"

"疫情结束了，我能请三天假吗？我想好好地睡三天！"

这些话，听了让人心疼。

……

我不知道你是谁，

但我知道你守护谁。

从现在起，从每个人做起，多多配合他们工作吧。哪怕是一个微笑、一点儿力所能及的帮助、一个热情的回应，让我们一起努力，战胜疫情！

资料来源：

林元沁，顾敏，胡兰兰. 擅使"三种兵器"，江苏抗疫一线有支 30 万人"神秘之师"！中国江苏网（2020 – 02 – 14）. http：// jsnews. jschina. com. cn/zt2020/xxgzbdgrdfyyq/jsjc/202002/t20200214 _ 2477892. shtml.

（刘石柱）

案例 5　宁波鄞州医共体，
织密新冠肺炎疫情"防护网"

案例解读：在抗击新冠肺炎这场战役中，及时、尽早地发现感染者，快速地进行诊断、隔离、治疗，是掌握主动性的关键。但在医疗卫生条件薄弱的广大农村地区要做到这一点很不容易。可是宁波首例感染者的发现让我们惊奇地发现，一个乡村卫生院很好地做到了这一点。细究原因，我们认为县域医共体可以在这场战役中发挥重要作用。

县域医共体是以县级医院为龙头，整合县、乡、村医疗卫生资源，形成一个医疗体系，能够最大化地发挥资源优势和技术优势。县域医共体有利于搭建"基层首诊、双向转诊、急慢分治、上下联动"的合理就医秩序，实现"首诊在基层，救治在医院，康复回社区"的分级诊疗目标。

以往医共体建设主要体现了县级医院对基层卫生院的帮扶。这次应对疫情，能够促进医共体成员之间在公共卫生管理、传染病防治上的一体化，加强社区等基层防控能力建设。可以利用此次时机建立健全分级、分层、分流的传染病等重大疫情救治机制，健全防治结合、联防联控、群防群治工作机制。

宁波市鄞州人民医院有个特殊的病区，新型冠状病毒感染的肺炎确诊患者在这里救治，其中也包括宁波最早确诊的患者。鄞州人民医院医共体党委书记兼副院长俞万钧是整个隔离病房的主心骨。

2020 年 1 月 20 日下午 6 点多，鄞州人民医院医共体横溪分院郁波医生打电话给俞万钧：他们收到一个发热咳嗽患者，X 光片显示轻微炎症，除此之外别无他症。

"但是，"郁波顿了一下，"此人有重点地区的流行病接触史，所以我们高度怀疑……"知道横溪分院没有检测条件，俞万钧立即启动准备已久的应急预案，安排传染病专用负压车辆，直奔横溪。

晚上9点左右，患者转运到鄞州人民医院，被安置到隔离病房。2020年1月21日凌晨2点半，检测结果显示：病毒核酸阳性。宁波首例新冠肺炎患者就这样确诊了！

一个乡村卫生院能在疫情重视度远不如今天的时候发现疑似患者，得益于俞万钧多年科室建设和超前合理布局的结果。

2012年起，他就在横溪卫生院开设呼吸病房，不仅每周三上午亲自前去坐诊，还让鄞州人民医院接受该院几乎所有医生的进修，他亲自带教，郁波就是其中一个学生。

3年前，横溪卫生院的成功做法也引入钱湖医院，以鄞州人民医院为中心的一个网络基本形成。多年的历练，让那些基层医生有了越来越多的敏锐和警觉。

后来一名被俞万钧顶住压力留了4天的"阴性"隐匿患者就是钱湖医院送来的。

"就是喉痛咳嗽，胸片显示并无异常，病毒核酸检测显示也是阴性。"钱湖医院的医生说得清清楚楚，话音里却有掩饰不住的焦虑，"但是他也有重点地区的流行病史啊，怎么办？"

那天是除夕，疑似患者被带到鄞州人民医院后，傍晚再次检测，病毒核酸呈弱阳性，无法确诊。第二天，检测结果还是阴性。患者大舒一口气："医生，这下我可以回家了吧？"第三天，检测结果依然呈阴性。患者开始抗议："为什么我还不能回家？你们凭什么把我留在医院？"顶着巨大的压力，俞万钧最终还是把该疑似患者又留了一天。事实证明，这个决定非常重要。第四天，俞万钧亲自上阵，改进取痰方法。结果，第五次的检测结果显示，病毒核酸呈阳性，疑似患者得以确诊。

"为打赢本次新冠肺炎疫情阻击战，鄞州人民医院医共体上下联动、一体化防疫，将医共体的优势发挥到了最大化。"鄞州人民医院医共体院长陆勤康告诉记者，2020年1月19日医共体会议召开后，医共体各分院充分发挥基层医院前哨站作用，开展地毯式排查，全面开展疫情重点地区返乡人员、密切接触人员的居家隔离观察工作。

赵先生现在鄞州人民医院医共体总院隔离治疗，在鄞州人民医院医共体明楼东胜分院入户摸排时，他被认定为新冠肺炎密切接触者。2020年2月4日，他感觉自己胸闷，赶紧拨打了分院电话。因为被及时转送到鄞州人民医院医共体总院，赵先生现在并无大碍。鄞州人民医院医共体总院专家考虑到赵先生为密切接触者，严格遵循防控流程对其进行采样后，安排入住隔离病房留院观察。

"各分院医护人员走村入户，为群众测量体温并开展地毯式排查，每天将隔离人员的信息发送至总院医共体管理办公室，由专门的负责人进行数据的汇总分析。"陆勤康表示，如发现疑似患者，分院立即联系总院防控负责人，24小时在线的总院专家也将在第一时间通过电话、微信群指导分院开展相关工作。

与此同时，总院也安排或联系医疗专家组及时会诊，对疑似、确诊患者进行隔离留观或治疗，确保每一名患者得到妥善处置。目前，鄞州人民医院医共体已经实现疫情信息无缝对接，确保零漏诊、零交叉。

正是有了医共体内医疗机构间的密切联动与配合，公卫、防治工作的联结更加一体化了，医共体为当地抗击新冠肺炎疫情织起的"防护网"也更密了！

资料来源：

1. 程鑫，樊卓婧，郑瑜．宁波首例感染者是如何确诊的"阴性"隐匿患者又是如何找到的？宁波晚报，2020年2月1日．

2. 王莎，等．鄞州医共体织密新冠肺炎疫情"防护网"．鄞州日报，2020年2月15日．

（邵平）

案例6 徐州市鼓楼区家庭医生团队 成为战"疫"主力军

案例解读： 家庭医生团队主要由家庭医生、社区护士、公共卫生医师（含助理公共卫生医师）等组成，由二级以上医院选派医师（含中医类别医师）提供技术支持和业务指导。有条件的地方还可以逐步拓展家庭医生团队，如吸收可以提供中医药服务的医师或乡村医生，以及药师、健康管理师、心理咨询师、社（义）工等加入团队。

新冠肺炎疫情暴发以来，社区在疫情防控过程中的作用日益受到重视。社区成了传染病防控工作中外防输入、内防扩散最有效的第一道防线。社区家庭医生团队自然也就成了这道防线的中坚力量。但在投身疫情防控一线的同时，他们还是居民身边的健康"守门人"，尤其是在上级医疗机构医务人员全力投入新冠肺炎患者救治时，社区居民日常的健康需求自然也就压到了他们身上。

能否在做好疫情防控工作的同时，做好社区居民的健康维护工作呢？徐州市鼓楼区家庭医生团队根据居民居家隔离期间健康需求无法及时满足的情况，充分利用网格化、地毯式摸排，开展家庭医生签约服务，核查居民电子健康档案并落实重点人员随访管理，开展社区联防联控，做实了基层医疗机构对辖区居民的健康管理等工作。抓住疫情防控时机，把工作抓细抓实，既做好了疫情防控工作，又拉近了与社区居民的距离，真正成为居民身边的健康"守门人"。这种一举多得的做法值得借鉴。

新冠肺炎疫情的暴发，拉开了人与人之间的空间距离，却拉近了家庭医生团队与社区居民的联系。在疫情防控期间，徐州市鼓楼区各社区卫生服务中心的家庭医生团队，在投身疫情防控一线的同时，还充分利用这次社区居民健康排查、居民居家隔离时健康需求无法满足的时机，做实了基层医疗机构对辖区居民的健康管理，核查居民电子健康档案并落实重点人员随访管理，开展家庭医生签约服务。疫情期间，真正成为居民身边的健康"守门人"，体现基层医疗卫生服务体系在关键时刻的"网底"支撑力量，成为胜在前线、赢在后方的战"疫"主力军。

一、冲锋在前线，家庭医生变身宾馆特别服务员

疫情当前，防控升级，鼓楼区先后设置了 3 个集中隔离点，琵琶中心、丰财中心、环城中心分别承担了 3 个集中隔离点的医疗服务。中心家庭医生及团队成员纷纷主动请缨，冲在抗"疫"第一线，"52 封请战书，52 个红手印"，危急时刻，他们用独特的方式守护居民健康。在隔离点内，他们是医生、是护士、是消杀人员、是心理医生、是健康宣传员，每天两次测体温，心理疏导，每天消杀、打扫卫生、收垃圾、消毒、运送……竟然变身宾馆特别服务员。琵琶中心唐兆斌团队成员郭艳梅隐瞒了自己怀孕的情况；年轻医生韩松舍小家顾大家，写下请战书，主动进驻隔离点；环城中心主任钮辉亲自带队，同时派出最美家庭医生陶明春共同驻点，得知隔离房间不能使用中央空调，中心紧急采购了一批电热毯配发到每个隔离人员；丰财中心更是派出女子兵团，她们在防护物资紧缺的情况下，自己动手做防护面屏、隔离衣、防护鞋，想方设法做好隔离点的消杀防护工作。

二、奔走在社区，让居民吃下"定心丸"

随着最严社区防控措施的出台，社区里少了外出的居民，但依然常见的身影是我们的家庭医生队伍成员。各社区卫生服务中心抽取业务骨干，组建家庭医生团队，按照"四包一"要求，与社区干部、民警、网格员，采取"一户一户过、一家一家清""不漏一户、不遗一人"的方式，实施网格化、地毯式摸排，开展社区联防联控。九里中心团队在坚持每天和社委会的工作人员上门摸排和为隔离人员量体温的同时，进行居民健康档案信息的采集与核查、健康宣教、对慢病患者进行用药指导并提供家庭医生签约服务。鼓楼中心紧急抽调业务骨干23人，重新组建7个家庭医生服务团队，对口黄楼街道 7 个社区，进驻社区送医送药，开展健康教育、健康指导和心理干预，让近 1.5 万户居民吃下"定心丸"。家庭医生团队进驻社区，不仅极大地缩短了医患距离，减少居民盲目到医院就诊，避免了内部扩散和交叉感染，同时通过健康指导，在社区筑起了一道坚固的病毒防火墙。

三、镇守在屏后，24 小时护佑居民健康

特殊时期，为方便社区居民健康咨询与就诊，各社区家庭医生团队更是开通多种渠道，为居民提供 24 小时服务。他们通过电话、微信、QQ 等方式，接受居民咨询，开展随访服务，予以健康指导。第二隔离点医生韩松，虽然与隔离人员建立了微信沟通方式，仍然坚持每天与每个隔离人员打一个电话，就是为了从声音里感受隔离人员的身体状态和情绪变化，以便及时处理突发情况。铜沛中心利用科大讯飞机器人提高随访覆盖面，他们设置疫情防控常识及注意事项，通过电话、短信提醒批量联系居民，对慢性病患者进行随访管理。疫情防控期间，共外呼电话 1800 余次，发送提醒短信 1200 余条，完成高血压、糖尿病随访 1115 人次。

徐州市鼓楼区各社区卫生服务中心家庭医生团队作为战"疫"主力军，与社区人员并肩作战，累计分发新冠肺炎疫情科普宣传单 30 万张，张贴《致全区居民的一封信》5 万张、宣传画报 9.8 万张，核查居民健康档案 13875 份，新建档案 1287 份，家庭医生签约 2218 户，随访居民 3897 人，用自己的方式为打赢疫情阻击战争取得了主动权。

资料来源：

胜在前线 赢在后方 鼓楼区家庭医生团队成为战"疫"主力军．全程导医网（2020 – 02 – 21）．http：//www．qcdy．com/html/news/hynews/202002/105508．html．

（覃朝晖）

案例7 甘肃：扎扎实实做好 偏远农村地区疫情防控工作

案例解读： 社区是疫情联防联控的第一线，也是外防输入、内防扩散最有效的防线。相较城市社区人员集中、区域小、易于开展防控宣传排查工作而言，广大农村地区，尤其是偏远地区的农村，地广人稀，自然条件恶劣，开展疫情宣传防控工作更艰难，需要付出巨大的努力。虽然偏远农村地区人口的密集度较低，但由于我国人口的流动性大，外出务工归乡人员多，风险同样不可小觑。不扎实"网底"，很容易造成疏漏，使疫情阻击战出现漏洞和隐患。

疫情形势严峻复杂，即使是在低风险地区的偏远农村，也必须高度警惕麻痹思想、厌战情绪、侥幸心理、松劲心态，否则可能带来严重后果，甚至使前期努力付诸东流。在防控处于最吃紧的关键阶段，更要固守信念、坚持不懈。

从甘肃省的两则报道中，我们看到了偏远农村地区防控工作的不易，防控人员的艰辛付出和坚守，希望我们能从他们身上获得鼓舞和坚守的力量，扎扎实实做好疫情防控的每项工作。向这些守护在一线不畏艰辛的英雄们学习、致敬！

一、兰州榆中：他们是乡村抗疫一线的"守夜人"

生命重于泰山，疫情就是命令，防控就是责任。新冠肺炎疫情阻击战打响后，三军用命、万众一心，自上而下、各司其职，各行各业通过自己的渠道为这场战争的胜利不断祈福助力。有这样一群人，他们没有救援服、隔离衣，只有数量有限的口罩；他们没有执法仪、执法证，只有一张张村民都熟悉的面孔，他们就是坚守在防疫一线的乡镇干部。

园子岔乡是榆中县与靖远县接壤的门户乡镇，地处群山壁垒中，昼夜温差大是这个季节显著的气温特征。连日来，在零下十几度的寒风中，基层干部中的夜班值守人员，他们以战斗的姿态和必胜的决心，为生命"站岗"，为健康"放哨"，他们就是防疫一线的"巡夜人"。

半个月以来，漆黑的夜幕、昏暗的车灯、稀疏的人影，成了夜幕下的园子岔乡独有的风景线。可就是这种略显萧瑟的景象，让园子岔乡的乡亲们十分亲切、倍感温情，在他们看来，夜幕是战场，灯光是烽火，人影都是守护神。"李主席、金书记，你们咋来了？"

"这两天降温了，来看看你们炉子旺着没？"

2020年2月14日晚上10点15分，园子岔乡人大主席李绣亮、党委副书记金福海来到柏木村疫情防控点查看夜班值守情况，重点围绕不让闲杂人等进村、测体温、消毒等工作的必要性、重要性和规范性逐项做了强调，随后还仔细感受了帐篷内的温度和床铺的厚度，询问了饮食物资储量，对两名建档立卡户积极参与村集体公益工作的奉献精神表示了感谢，鼓励他们在做好个人防护的同时继续为疫情防控工作添砖加瓦。

11点过5分，一阵寒暄过后，他们不得不起身了，因为像这样的重要疫情防控点还有6个，从脚下出发到下一站，开车需要40多分钟，而夜间逐点查看是最基本的工作要求。他们知道，只有这样，才能遏制疫情扩散的势头，才是真的对群众负责、让组织放心。

"大家手机务必保持畅通，有什么情况随时沟通。"整个巡视一遍之后，金福海在巡夜小组微信群里发完这一条消息后，才准备上床睡觉，此时，手机屏幕上的时间显示是02：00。

每天晚上，乡政府至少有2名班子成员带领2名干部进行这样的"巡夜"，每晚回到乡政府，往往都是第二天的凌晨了。

疫情当前，"巡夜人"守护的，是一方平安和万家祥和，守护着的更是自己的初心和使命，乡镇干部就用自己的实际行动为人民群众筑起了坚不可摧的铜墙铁壁，让鲜艳的党旗在防疫战线迎风飘扬！

二、甘肃藏区"曼巴"抗疫记：吃住村卫生室，骑摩托入户测体温

藏族村医切江才让测量完返乡人员才让扎西的体温后，急匆匆地赶去下一户。此时已经是晚上 10 点多，他还没有顾得上吃晚饭。

在甘肃省甘南藏族自治州合作市勒秀镇阿木去乎村，村民都亲切地称他为曼巴（藏语，医生）切江才让。

疫情发生后，切江才让担起了基层疫情监测防控的重要职责，每天奋战在农村抗疫的第一线。

"近处徒步走，远处骑摩托车，每天坚持两次到返乡人员的家里测体温和消毒，并及时做好记录和上报。"切江才让说。

切江才让六岁的孙子道吉才旦说："从腊月二十九开始，就没见到爷爷，他一个人在村卫生室'过年'，至今也没回家看我们。"

自抗击疫情开始，切江才让放弃一家人的团圆，吃住都在村卫生室。他唯一担心的是 87 岁的老母亲，因身体状况不佳常年卧床在家，但他为了乡亲们的健康，主动请缨守护在一线。

"亲爱的，现在疫情防控形势严峻，作为医生我有责任赶紧回到岗位上去，我们的婚假以后还可以再休。"村医拉么杰布说服新婚的妻子后，立即回到了他的岗位。

因为岗岔村的村医临时抽到合作市上开展防疫工作，所以拉么杰布一个人负责佐盖曼玛镇德吾鲁村和岗岔村两个行政村的返乡人员的体温测量和消杀毒工作。

"近期不能出门，要在家里隔离 14 天，勤通风、多洗手，我会每天来给你们测量体温。"这是拉么杰布每天给返乡人员说得最多的一句话。

拉么杰布除了每天坚持到返乡人员家中进行测体温和消毒外，他还建立了一个微信交流群，随时关注农牧民的健康状况，村民们可以通过这个微信群寻求帮助，购买感冒药、消毒液，以及量血压等。

在甘南藏区还有许多像切江才让和拉么杰布这样的村医，他们是农牧民健康的"守护者"，也是他们心中的"好曼巴"。

资料来源：

1. 张凌霄．兰州榆中 他们是乡村抗疫一线的"守夜人"．中国甘肃网（2020－02－16）．http：// gansu. gscn. com. cn/system/2020/02/16/012320924. shtml.

2. 韩延明，尕藏嘉．甘肃藏区"曼巴"抗疫记：吃住村卫生室．骑摩托入户测体温．中国新闻网（2020－02－17）．http：// www. chinanews. com/sh/2020/02－17/9094352. shtml.

（张磊）

案例 8　湖北潜江：月波社区防控的"心"字诀

案例解读：在疫情防控中，高风险地区的社区防控形势要严峻得多。除了严格做好内防扩散、外防输出的联防联控措施外，还要应对社区居民因为心理压力大，情绪易波动，容易被谣言误导等情况开展针对性的工作。要想在人手有限的情况下有效开展各方面工作，必须充分发动社区力量，充分利用好现代信息技术手段。

湖北省潜江市园林办事处月波社区按照充分调动社区力量，让群众"安心""静心""热心"的工作思路开展疫情防控。着重抓细抓实两方面的工作：一方面，充分发挥基层党组织战斗堡垒作用和党员先锋模范作用，将社区中的党员、志愿者、普通居民，以及业委会、物业公司等充分动员起来，集中资源和力量，分工合作、协同作战。另一方面，社区工作应用现代信息技术，充分利用社交媒体、人工智能、信息系统等工具，实现对社区内与疫情相关信息的动态跟踪和管理，从而提升社区工作效率，实现"人防＋技防"的双重效果。

社区通过政社互动，真正体察民情和疫情，用心发动社区力量，推动了全员参与，取得了成效。这种依靠群众、发动群众、用"心"为民的举措，有利于开展工作，有利于完善社区治理模式，可以为社区防控工作提供借鉴。

月波社区位于湖北省潜江市园林办事处西南端，距中心城区5公里。社区共有6个居民小组，406户，总人口1708人，外地返乡人员83人，共有党员32名。在新冠肺炎疫情防控工作中，社区注重依靠群众，发动群众，念好"心"字诀，截至目前，社区无一例新冠肺炎确诊病例和疑似病例。那么月波社区面对疫情是如何开展防控工作的呢？带着疑问，2020年2月23日，笔者走进月波社区一探究竟。

一、讲长远，让群众安心

从严格实行居民出行管控开始，如何购买生活物资就成了居民的头疼事。面对问题，社区领导干部及驻点干部想群众之所想，急群众之所急。社区干部陈强自疫情防控至今一直坚守在一线，一天24小时坚守岗位，并组织志愿者自发在中心路口设立便民服务点，为居民罐煤气200多罐，代购大米300多袋、面粉1500斤、面条1000斤、食用油120瓶……让居民的基本生活得到了保障。居民肖功荣说："足不出户就有物资送上门，我们待在家里就安心了。"

春天来了，疫情防控关乎居民生命健康安全，但春耕生产关系居民全年的生活着落。副书记李立林为居民积极联系种子、化肥，驻村工作队也积极为居民联系营养钵，使居民在家中不外出，生产、生活也有保障，安稳了人心。

蔬菜种植是月波社区的特色，由于封城封路，很多农户的蔬菜都滞销了。金朝琼是种蒜大户，在开始封路的时候，他在家里急得团团转，不知道如何是好。了解到他的情况后，社区书记雷达奎和其他社区干部多方联系，和各大商超对接，终于把他的滞销大蒜给运输销售出去了。他激动地说："真的是要感谢这些社区干部，解了我的燃眉之急，帮我挽回了近 3 万元损失，感谢！"

除了金朝琼，在月波社区还有很多农户通过社区干部的帮忙，把自己的蔬菜给代销出去，减少了损失，让农户在家"宅"着也能有所收入。

二、讲利害，让群众静心

自从防控疫情以来，月波社区两委班子和市委办公室驻点干部联合成立了防控工作领导小组，开展了宣传、教育及跟踪管理等工作。利用宣传车，各组微信群，入户发放并张贴倡议书、通告及各种宣传单等，拉横幅、办专栏，提高居民的防控意识。社区实施干部包组、联户联防的措施，每个联户联防负责人对返乡人员进行重点管控，每日两次进行测量体温，掌握基本信息、监测健康状况。

对车辆进行消杀工作，同时设置 9 个卡点，控制人员在道路上行走，并劝导居民在家不外出、不聚集、不打牌，不信谣、不造谣、不传谣。社区五组李某夫妇驾车从无锡返回家乡后，虽然他们有当地的解除医学观察的告知书和有关证明，但为安全起见，社区专门在五组找了一间空房子供他们隔离使用，并发给他们体温表，安排一名社区干部每天监测体温。这些措施有效地促使群众从最初的心理恐慌逐步过渡到积极配合社区干部开展工作，静心待在家中，静候佳音。

三、讲情感，让群众热心

疫情防控工作事关社区全体居民，在社区干部的号召下社区居民积极争当志愿者，经过挑选，社区组织了 46 人的志愿者工作队，建立了一个线上志愿者工作微信群，在中心路应急通道等 5 个卡口进行值守。这些志愿者不顾恶劣天气，不计任何报酬，在岗位上认真负责，保障了居民的安全，是社区防控工作中一道亮丽的风景。

刘千国是月波社区的一名志愿者，在这次防控疫情的工作岗位上一干就是二十多天，他说："能为大家做点事情，谈不上什么累与不累，看到大家都能平安健康，我觉得我的付出就是值得的。"

除了把自身社区的疫情防控工作做扎实，月波社区还利用自身优势帮助城区。在得知城区缺乏蔬菜的消息后，社区志愿者、群众等积极捐菜，共捐赠新鲜蔬菜4000多斤、大蒜200包，送往三板桥社区、章华社区、金色公馆、华盛小区、市二医院、市疾控中心等地。

通过让群众"安心""静心""热心"，月波社区的疫情控制工作稳步开展，社区干部用自己的忠诚和勇气书写防控疫情的责任与担当，用真心和温情换来大家共同战胜疫情的信心和决心。

资料来源：

林楚晗．湖北潜江：月波社区防控的"心"字诀．人民网湖北频道（2020 – 02 – 23）．http：// hb. people. com. cn/GB/n2/2020/0223/c194063 – 33821613. html.

（陶红兵）

附件1

中华人民共和国传染病防治法

（2013 修正）

第一章 总 则

第一条

为了预防、控制和消除传染病的发生与流行，保障人体健康和公共卫生，制定本法。

第二条

国家对传染病防治实行预防为主的方针，防治结合、分类管理、依靠科学、依靠群众。

第三条

本法规定的传染病分为甲类、乙类和丙类。甲类传染病是指：鼠疫、霍乱。乙类传染病是指：传染性非典型肺炎、艾滋病、病毒性肝炎、脊髓灰质炎、人感染高致病性禽流感、麻疹、流行性出血热、狂犬病、流行性乙型脑炎、登革热、炭疽、细菌性和阿米巴性痢疾、肺结核、伤寒和副伤寒、流行性脑脊髓膜炎、百日咳、白喉、新生儿破伤风、猩红热、布鲁氏菌病、淋病、梅毒、钩端螺旋体病、血吸虫病、疟疾。丙类传染病是指：流行性感冒、流行性腮腺炎、风疹、急性出血性结膜炎、麻风病、流行性和地方性斑疹伤寒、黑热病、包虫病、丝虫病，除霍乱、细菌性和阿米巴性痢疾、伤寒和副伤寒以外的感染性腹泻病。国务院卫生行政部门根据传染病暴发、流行情况和危害程度，可以决定增加、减少或者调整乙类、丙类传染病病种并予以公布。

第四条

对乙类传染病中传染性非典型肺炎、炭疽中的肺炭疽和人感染高致病性禽流感，采取本法所称甲类传染病的预防、控制措施。其他乙类传染病和突发原因不明的传染病需要采取本法所称甲类传染病的预防、控制措施的，由国务院卫生行政部门及时报经国务院批准后予以公布、实施。需要解除依照前款规定采取的甲类传染病预防、控制措施的，由国务院卫生行政部门报经国务院批准后予以公布。省、自治区、直辖市人民政府对本行政区域内常见、多发的其他地方性传染病，可以根据情况决定按照乙类或者丙类传染病管理并予以公布，报国务院卫生行政部门备案。

第五条

各级人民政府领导传染病防治工作。县级以上人民政府制定传染病防治规划并组织实施，建立健全传染病防治的疾病预防控制、医疗救治和监督管理体系。

第六条

国务院卫生行政部门主管全国传染病防治及其监督管理工作。县级以上地方人民政府卫生行政部门负责本行政区域内的传染病防治及其监督管理工作。县级以上人民政府其他部门在各自的职责范围内负责传染病防治工作。军队的传染病防治工作，依照本法和国家有关规定办理，由中国人民解放军卫生主管部门实施监督管理。

第七条

各级疾病预防控制机构承担传染病监测、预测、流行病学调查、疫情报告以及其他预防、控制工作。医疗机构承担与医疗救治有关的传染病防治工作和责任区域内的传染病预防工作。城市社区和农村基层医疗机构在疾病预防控制机构的指导下，承担城市社区、农村基层相应的传染病防治工作。

第八条

国家发展现代医学和中医药等传统医学，支持和鼓励开展传染病防治的科学研究，提高传染病防治的科学技术水平。国家支持和鼓励开展传染病防治的国际合作。

第九条

国家支持和鼓励单位和个人参与传染病防治工作。各级人民政府应当完善有关制度，方便单位和个人参与防治传染病的宣传教育、疫情报告、志愿服务和捐赠活动。居民委员会、村民委员会应当组织居民、村民参与社区、农村的传染病预防与控制活动。

第十条

国家开展预防传染病的健康教育。新闻媒体应当无偿开展传染病防治和公共卫生教育的公益宣传。各级各类学校应当对学生进行健康知识和传染病预防知识的教育。医学院校应当加强预防医学教育和科学研究，对在校学生以及其他与传染病防治相关人员进行预防医学教育和培训，为传染病防治工作提供技术支持。疾病预防控制机构、医疗机构应当定期对其工作人员进行传染病防治知识、技能的培训。

第十一条

对在传染病防治工作中做出显著成绩和贡献的单位和个人，给予表彰和奖励。对因参与传染病防治工作致病、致残、死亡的人员，按照有关规定给予补助、抚恤。

第十二条

在中华人民共和国领域内的一切单位和个人，必须接受疾病预防控制机构、医疗机构有关传染病的调查、检验、采集样本、隔离治疗等预防、控制措施，如实提供有关情况。疾病预防控制机构、医疗机构不得泄露涉及个人隐私的有关信息、资料。卫生行政部门以及其他有关部门、疾病预防控制机构和医疗机构因违法实施行政管理或者预防、控制措施，侵犯单位和个人合法权益的，有关单位和个人可以依法申请行政复议或者提起诉讼。

第二章　传染病预防

第十三条

各级人民政府组织开展群众性卫生活动，进行预防传染病的健康教育，倡导文明健康的生活方式，提高公众对传染病的防治意识和应对能力，加强环境卫生建设，消除鼠害和蚊、蝇等病媒生物的危害。各级人民政府农业、水利、林业行政部门按照职责分工负责指导和组织消除农田、湖区、河流、牧场、林区的鼠害与血吸虫危害，以及其他传播传染病的动物和病媒生物的危害。铁路、交通、民用航空行政部门负责组织消除交通工具以及相关场所的鼠害和蚊、蝇等病媒生物的危害。

第十四条

地方各级人民政府应当有计划地建设和改造公共卫生设施，改善饮用水卫生条件，对污水、污物、粪便进行无害化处置。

第十五条

国家实行有计划的预防接种制度。国务院卫生行政部门和省、自治区、直辖市人民政府卫生行政部门，根据传染病预防、控制的需要，制定传染病预防接种规划并组织实施。用于预防接种的疫苗必须符合国家质量标准。国家对儿童实行预防接种证制度。国家免疫规划项目的预防接种实行免费。医疗机构、疾病预防控制机构与儿童的监护人应当相互配合，保证儿童及时接受预防接种。具体办法由国务院制定。

第十六条

国家和社会应当关心、帮助传染病病人、病原携带者和疑似传染病病人，使其得到及时救治。任何单位和个人不得歧视传染病病人、病原携带者和疑似传染病病人。传染病病人、病原携带者和疑似传染病病人，在治愈前或者在排除传染病嫌疑前，不得从事法律、行政法规和国务院卫生行政部门规定禁止从事的易使该传染病扩散的工作。

第十七条

国家建立传染病监测制度。国务院卫生行政部门制定国家传染病监测规划和方案。省、自治区、直辖市人民政府卫生行政部门根据国家传染病监测规划和方案，制定本行政区域的传染病监测计划和工作方案。各级疾病预防控制机构对传染病的发生、流行以及影响其发生、流行的因素，进行监测；对国外发生、国内尚未发生的传染病或者国内新发生的传染病，进行监测。

第十八条

各级疾病预防控制机构在传染病预防控制中履行下列职责：（一）实施传染病预防控制规划、计划和方案；（二）收集、分析和报告传染病监测信息，预测传染病的发生、流行趋势；（三）开展对传染病疫情和突发公共卫生事件的流行病学调查、现场处理及其效果评价；（四）开展传染病实验室检测、诊断、病原学鉴定；（五）实施免疫规划，负责预防性生物制品的使用管理；（六）开展健康教育、咨询，普及传染病防治知识；（七）指导、培训下级疾病预防控制机构及其工作人员开展传染病监测工作；（八）开展传染病防治应用性研究和卫生评价，提供技术咨询。国家、省级疾病预防控制机构负责对传染病发生、流行以及分布进行监测，对重大传染病流行趋势进行预测，提出预防控制对策，参与并指导对暴发的疫情进行调查处理，开展传染病病原学鉴定，建立检测质量控制体系，开展应用性研究和卫生评价。设区的市和县级疾病预防控制机构负责传染病预防控制规划、方案的落实，组织实施免疫、消毒、控制病媒生物的危害，普及传染病防治知识，负责本地区疫情和突发公共卫生事件监测、报告，开展流行病学调查和常见病原微生物检测。

第十九条

国家建立传染病预警制度。国务院卫生行政部门和省、自治区、直辖市人民政府根据传染病发生、流行趋势的预测，及时发出传染病预警，根据情况予以公布。

第二十条

县级以上地方人民政府应当制定传染病预防、控制预案，报上一级人民政府备案。传染病预防、控制预案应当包括以下主要内容：（一）传染病预防控制指挥部的组成和相关部门的职责；（二）传染病的监测、信息收集、分析、报告、通报制度；（三）疾病预防控制机构、医疗机构在发生传染病疫情时的任务与职责；（四）传染病暴发、流行情况的分级以及相应的应急工作方案；

（五）传染病预防、疫点疫区现场控制，应急设施、设备、救治药品和医疗器械以及其他物资和技术的储备与调用。地方人民政府和疾病预防控制机构接到国务院卫生行政部门或者省、自治区、直辖市人民政府发出的传染病预警后，应当按照传染病预防、控制预案，采取相应的预防、控制措施。

第二十一条

医疗机构必须严格执行国务院卫生行政部门规定的管理制度、操作规范，防止传染病的医源性感染和医院感染。医疗机构应当确定专门的部门或者人员，承担传染病疫情报告、本单位的传染病预防、控制以及责任区域内的传染病预防工作；承担医疗活动中与医院感染有关的危险因素监测、安全防护、消毒、隔离和医疗废物处置工作。疾病预防控制机构应当指定专门人员负责对医疗机构内传染病预防工作进行指导、考核，开展流行病学调查。

第二十二条

疾病预防控制机构、医疗机构的实验室和从事病原微生物实验的单位，应当符合国家规定的条件和技术标准，建立严格的监督管理制度，对传染病病原体样本按照规定的措施实行严格监督管理，严防传染病病原体的实验室感染和病原微生物的扩散。

第二十三条

采供血机构、生物制品生产单位必须严格执行国家有关规定，保证血液、血液制品的质量。禁止非法采集血液或者组织他人出卖血液。疾病预防控制机构、医疗机构使用血液和血液制品，必须遵守国家有关规定，防止因输入血液、使用血液制品引起经血液传播疾病的发生。

第二十四条

各级人民政府应当加强艾滋病的防治工作，采取预防、控制措施，防止艾滋病的传播。具体办法由国务院制定。

第二十五条

县级以上人民政府农业、林业行政部门以及其他有关部门，依据各自的职责负责与人畜共患传染病有关的动物传染病的防治管理工作。与人畜共患传染病有关的野生动物、家畜家禽，经检疫合格后，方可出售、运输。

第二十六条

国家建立传染病菌种、毒种库。对传染病菌种、毒种和传染病检测样本的采集、保藏、携带、运输和使用实行分类管理，建立健全严格的管理制度。对可能导致甲类传染病传播的以及国务院卫生行政部门规定的菌种、毒种和传染病检测样本，确需采集、保藏、携带、运输和使用的，须经省级以上人民政府卫生行政部门批准。具体办法由国务院制定。

第二十七条

对被传染病病原体污染的污水、污物、场所和物品，有关单位和个人必须在疾病预防控制机构的指导下或者按照其提出的卫生要求，进行严格消毒处理；拒绝消毒处理的，由当地卫生行政部门或者疾病预防控制机构进行强制消毒处理。

第二十八条

在国家确认的自然疫源地计划兴建水利、交通、旅游、能源等大型建设项目的，应当事先由省级以上疾病预防控制机构对施工环境进行卫生调查。建设单位应当根据疾病预防控制机构的意见，采取必要的传染病预防、控制措施。施工期间，建设单位应当设专人负责工地上的卫生防疫工作。工程竣工后，疾病预防控制机构应当对可能发生的传染病进行监测。

第二十九条

用于传染病防治的消毒产品、饮用水供水单位供应的饮用水和涉及饮用水卫生安全的产品，应当符合国家卫生标准和卫生规范。饮用水供水单位从事生产或者供应活动，应当依法取得卫生许可证。生产用于传染病防治的消毒产品的单位和生产用于传染病防治的消毒产品，应当经省级以上人民政府卫生行政部门审批。具体办法由国务院制定。

第三章　疫情报告、通报和公布

第三十条

疾病预防控制机构、医疗机构和采供血机构及其执行职务的人员发现本法规定的传染病疫情或者发现其他传染病暴发、流行以及突发原因不明的传染病时，应当遵循疫情报告属地管理原则，按照国务院规定的或者国务院卫生行政部门规定的内容、程序、方式和时限报告。军队医疗机构向社会公众提供医疗服务，发现前款规定的传染病疫情时，应当按照国务院卫生行政部门的规定报告。

第三十一条

任何单位和个人发现传染病病人或者疑似传染病病人时，应当及时向附近的疾病预防控制机构或者医疗机构报告。

第三十二条

港口、机场、铁路疾病预防控制机构以及国境卫生检疫机关发现甲类传染病病人、病原携带者、疑似传染病病人时，应当按照国家有关规定立即向国境口岸所在地的疾病预防控制机构或者所在地县级以上地方人民政府卫生行政部门报告并互相通报。

第三十三条

疾病预防控制机构应当主动收集、分析、调查、核实传染病疫情信息。接到甲类、乙类传染病疫情报告或者发现传染病暴发、流行时，应当立即报告当地卫生行政部门，由当地卫生行政部门立即报告当地人民政府，同时报告上级卫生行政部门和国务院卫生行政部门。疾病预防控制机构应当设立或者指定专门的部门、人员负责传染病疫情信息管理工作，及时对疫情报告进行核实、分析。

第三十四条

县级以上地方人民政府卫生行政部门应当及时向本行政区域内的疾病预防控制机构和医疗机构通报传染病疫情以及监测、预警的相关信息。接到通报的疾病预防控制机构和医疗机构应当及时告知本单位的有关人员。

第三十五条

国务院卫生行政部门应当及时向国务院其他有关部门和各省、自治区、直辖市人民政府卫生行政部门通报全国传染病疫情以及监测、预警的相关信息。毗邻的以及相关的地方人民政府卫生行政部门，应当及时互相通报本行政区域的传染病疫情以及监测、预警的相关信息。县级以上人民政府有关部门发现传染病疫情时，应当及时向同级人民政府卫生行政部门通报。中国人民解放军卫生主管部门发现传染病疫情时，应当向国务院卫生行政部门通报。

第三十六条

动物防疫机构和疾病预防控制机构，应当及时互相通报动物间和人间发生的人畜共患传染病疫情以及相关信息。

第三十七条

依照本法的规定负有传染病疫情报告职责的人民政府有关部门、疾病预防控制机构、医疗机构、采供血机构及其工作人员，不得隐瞒、谎报、缓报传染病疫情。

第三十八条

国家建立传染病疫情信息公布制度。国务院卫生行政部门定期公布全国传染病疫情信息。省、自治区、直辖市人民政府卫生行政部门定期公布本行政区域的传染病疫情信息。传染病暴发、流行时，国务院卫生行政部门负责向社会公布传染病疫情信息，并可以授权省、自治区、直辖市人民政府卫生行政部门向社会公布本行政区域的传染病疫情信息。公布传染病疫情信息应当及时、准确。

第四章　疫情控制

第三十九条

医疗机构发现甲类传染病时，应当及时采取下列措施：（一）对病人、病原携带者，予以隔离治疗，隔离期限根据医学检查结果确定；（二）对疑似病人，确诊前在指定场所单独隔离治疗；（三）对医疗机构内的病人、病原携带者、疑似病人的密切接触者，在指定场所进行医学观察和采取其他必要的预防措施。拒绝隔离治疗或者隔离期未满擅自脱离隔离治疗的，可以由公安机关协助医疗机构采取强制隔离治疗措施。医疗机构发现乙类或者丙类传染病病人，应当根据病情采取必要的治疗和控制传播措施。医疗机构对本单位内被传染病病原体污染的场所、物品以及医疗废物，必须依照法律、法规的规定实施消毒和无害化处置。

第四十条

疾病预防控制机构发现传染病疫情或者接到传染病疫情报告时，应当及时采取下列措施：（一）对传染病疫情进行流行病学调查，根据调查情况提出划定疫点、疫区的建议，对被污染的场所进行卫生处理，对密切接触者，在指定场所进行医学观察和采取其他必要的预防措施，并向卫生行政部门提出疫情控制方案；（二）传染病暴发、流行时，对疫点、疫区进行卫生处理，向卫生行政部门提出疫情控制方案，并按照卫生行政部门的要求采取措施；（三）指导下级疾病预防控制机构实施传染病预防、控制措施，组织、指导有关单位对传染病疫情的处理。

第四十一条

对已经发生甲类传染病病例的场所或者该场所内的特定区域的人员，所在地的县级以上地方人民政府可以实施隔离措施，并同时向上一级人民政府报告；接到报告的上级人民政府应当即时作出是否批准的决定。上级人民政府作出不予批准决定的，实施隔离措施的人民政府应当立即解除隔离措施。在隔离期间，实施隔离措施的人民政府应当对被隔离人员提供生活保障；被隔离人员有工作单位的，所在单位不得停止支付其隔离期间的工作报酬。隔离措施的解除，由原决定机关决定并宣布。

第四十二条

传染病暴发、流行时，县级以上地方人民政府应当立即组织力量，按照预防、控制预案进行防治，切断传染病的传播途径，必要时，报经上一级人民政府决定，可以采取下列紧急措施并予以公告：（一）限制或者停止集市、影剧院演出或者其他人群聚集的活动；（二）停工、停业、停课；（三）封闭或者封存被传染病病原体污染的公共饮用水源、食品以及相关物品；（四）控制或者扑杀染疫野生动物、家畜家禽；（五）封闭可能造成传染病扩散的场所。上级人民政府接到下级人民政府关于采取前款所列紧急措施的报告时，应当即时作出决定。紧急措施的解除，由原决定机关决定并宣布。

第四十三条

甲类、乙类传染病暴发、流行时，县级以上地方人民政府报经上一级人民政府决定，可以宣布本行政区域部分或者全部为疫区；国务院可以决定并宣布跨省、自治区、直辖市的疫区。县级以上地方人民政府可以在疫区内采取本法第四十二条规定的紧急措施，并可以对出入疫区的人员、物资和交通工具实施卫生检疫。省、自治区、直辖市人民政府可以决定对本行政区域内的甲类传染病疫区实施封锁；但是，封锁大、中城市的疫区或者封锁跨省、自治区、直辖市的疫区，以及封锁疫区导致中断干线交通或者封锁国境的，由国务院决定。疫区封锁的解除，由原决定机关决定并宣布。

第四十四条

发生甲类传染病时，为了防止该传染病通过交通工具及其乘运的人员、物资传播，可以实施交通卫生检疫。具体办法由国务院制定。

第四十五条

传染病暴发、流行时，根据传染病疫情控制的需要，国务院有权在全国范围或者跨省、自治区、直辖市范围内，县级以上地方人民政府有权在本行政区域内紧急调集人员或者调用储备物资，临时征用房屋、交通工具以及相关设施、设备。紧急调集人员的，应当按照规定给予合理报酬。临时征用房屋、交通工具以及相关设施、设备的，应当依法给予补偿；能返还的，应当及时返还。

第四十六条

患甲类传染病、炭疽死亡的，应当将尸体立即进行卫生处理，就近火化。患其他传染病死亡的，必要时，应当将尸体进行卫生处理后火化或者按照规定深埋。为了查找传染病病因，医疗机构在必要时可以按照国务院卫生行政部门的规定，对传染病病人尸体或者疑似传染病病人尸体进行解剖查验，并应当告知死者家属。

第四十七条

疫区中被传染病病原体污染或者可能被传染病病原体污染的物品，经消毒可以使用的，应当在当地疾病预防控制机构的指导下，进行消毒处理后，方可使用、出售和运输。

第四十八条

发生传染病疫情时，疾病预防控制机构和省级以上人民政府卫生行政部门指派的其他与传染病有关的专业技术机构，可以进入传染病疫点、疫区进行调查、采集样本、技术分析和检验。

第四十九条

传染病暴发、流行时，药品和医疗器械生产、供应单位应当及时生产、供应防治传染病的药品和医疗器械。铁路、交通、民用航空经营单位必须优先运送处理传染病疫情的人员以及防治传染病的药品和医疗器械。县级以上人民政府有关部门应当做好组织协调工作。

第五章　医疗救治

第五十条

县级以上人民政府应当加强和完善传染病医疗救治服务网络的建设，指定具备传染病救治条件和能力的医疗机构承担传染病救治任务，或者根据传染病救治需要设置传染病医院。

第五十一条

医疗机构的基本标准、建筑设计和服务流程，应当符合预防传染病医院感染的要求。医疗机构应当按照规定对使用的医疗器械进行消毒；对按照规定一次使用的医疗器具，应当在使用后予以销毁。医疗机构应当按照国务院卫生行政部门规定的传染病诊断标准和治疗要求，采取相应措施，提高传染病医疗救治能力。

第五十二条

医疗机构应当对传染病病人或者疑似传染病病人提供医疗救护、现场救援和接诊治疗，书写病历记录以及其他有关资料，并妥善保管。医疗机构应当实行传染病预检、分诊制度；对传染病病人、疑似传染病病人，应当引导至相对隔离的分诊点进行初诊。医疗机构不具备相应救治能力的，应当将患者及其病历记录复印件一并转至具备相应救治能力的医疗机构。具体办法由国务院卫生行政部门规定。

第六章　监督管理

第五十三条

县级以上人民政府卫生行政部门对传染病防治工作履行下列监督检查职责：（一）对下级人民政府卫生行政部门履行本法规定的传染病防治职责进行监督检查；（二）对疾病预防控制机构、医疗机构的传染病防治工作进行监督检查；（三）对采供血机构的采供血活动进行监督检查；（四）对用于传染病防治的消毒产品及其生产单位进行监督检查，并对饮用水供水单位从事生产或者供应活动以及涉及饮用水卫生安全的产品进行监督检查；（五）对传染病菌种、毒种和传染病检测样本的采集、保藏、携带、运输、使用进行监督检查；（六）对公共场所和有关单位的卫生条件和传染病预防、控制措施进行监督检查。省级以上人民政府卫生行政部门负责组织对传染病防治重大事项的处理。

第五十四条

县级以上人民政府卫生行政部门在履行监督检查职责时，有权进入被检查单位和传染病疫情发生现场调查取证，查阅或者复制有关的资料和采集样本。被检查单位应当予以配合，不得拒绝、阻挠。

第五十五条

县级以上地方人民政府卫生行政部门在履行监督检查职责时，发现被传染病病原体污染的公共饮用水源、食品以及相关物品，如不及时采取控制措施可能导致传染病传播、流行的，可以采取封闭公共饮用水源、封存食品以及相关物品或者暂停销售的临时控制措施，并予以检验或者进行消毒。经检验，属于被污染的食品，应当予以销毁；对未被污染的食品或者经消毒后可以使用的物品，应当解除控制措施。

第五十六条

卫生行政部门工作人员依法执行职务时，应当不少于两人，并出示执法证件，填写卫生执法文书。卫生执法文书经核对无误后，应当由卫生执法人员和当事人签名。当事人拒绝签名的，卫生执法人员应当注明情况。

第五十七条

卫生行政部门应当依法建立健全内部监督制度，对其工作人员依据法定职权和程序履行职责的情况进行监督。上级卫生行政部门发现下级卫生行政部门不及时处理职责范围内的事项或者不履行职责的，应当责令纠正或者直接予以处理。

第五十八条

卫生行政部门及其工作人员履行职责，应当自觉接受社会和公民的监督。单位和个人有权向上级人民政府及其卫生行政部门举报违反本法的行为。接到举报的有关人民政府或者其卫生行政部门，应当及时调查处理。

第七章　保障措施

第五十九条

国家将传染病防治工作纳入国民经济和社会发展计划，县级以上地方人民政府将传染病防治工作纳入本行政区域的国民经济和社会发展计划。

第六十条

县级以上地方人民政府按照本级政府职责负责本行政区域内传染病预防、控制、监督工作的日常经费。国务院卫生行政部门会同国务院有关部门，根据传染病流行趋势，确定全国传染病预防、控制、救治、监测、预测、预警、监督检查等项目。中央财政对困难地区实施重大传染病防治项目给予补助。省、自治区、直辖市人民政府根据本行政区域内传染病流行趋势，在国务院卫生行政部门确定的项目范围内，确定传染病预防、控制、监督等项目，并保障项目的实施经费。

第六十一条

国家加强基层传染病防治体系建设，扶持贫困地区和少数民族地区的传染病防治工作。地方各级人民政府应当保障城市社区、农村基层传染病预防工作的经费。

第六十二条

国家对患有特定传染病的困难人群实行医疗救助，减免医疗费用。具体办法由国务院卫生行政部门会同国务院财政部门等部门制定。

第六十三条

县级以上人民政府负责储备防治传染病的药品、医疗器械和其他物资，以备调用。

第六十四条

对从事传染病预防、医疗、科研、教学、现场处理疫情的人员，以及在生产、工作中接触传染病病原体的其他人员，有关单位应当按照国家规定，采取有效的卫生防护措施和医疗保健措施，并给予适当的津贴。

第八章 法律责任

第六十五条

地方各级人民政府未依照本法的规定履行报告职责，或者隐瞒、谎报、缓报传染病疫情，或者在传染病暴发、流行时，未及时组织救治、采取控制措施的，由上级人民政府责令改正，通报批评；造成传染病传播、流行或者其他严重后果的，对负有责任的主管人员，依法给予行政处分；构成犯罪的，依法追究刑事责任。

第六十六条

县级以上人民政府卫生行政部门违反本法规定，有下列情形之一的，由本级人民政府、上级人民政府卫生行政部门责令改正，通报批评；造成传染病传播、流行或者其他严重后果的，对负有责任的主管人员和其他直接责任人员，依法给予行政处分；构成犯罪的，依法追究刑事责任：（一）未依法履行传染病疫情通报、报告或者公布职责，或者隐瞒、谎报、缓报传染病疫情的；（二）发生或者可能发生传染病传播时未及时采取预防、控制措施的；（三）未依法履行监督检查职责，或者发现违法行为不及时查处的；（四）未及时调查、处理单位和个人对下级卫生行政部门不履行传染病防治职责的举报的；（五）违反本法的其他失职、渎职行为。

第六十七条

县级以上人民政府有关部门未依照本法的规定履行传染病防治和保障职责的，由本级人民政府或者上级人民政府有关部门责令改正，通报批评；造成传染病传播、流行或者其他严重后果的，对负有责任的主管人员和其他直接责任人员，依法给予行政处分；构成犯罪的，依法追究刑事责任。

第六十八条

疾病预防控制机构违反本法规定，有下列情形之一的，由县级以上人民政府卫生行政部门责令限期改正，通报批评，给予警告；对负有责任的主管人员和其他直接责任人员，依法给予降级、撤职、开除的处分，并可以依法吊销有关责任人员的执业证书；构成犯罪的，依法追究刑事责任：（一）未依法履行传染病监测职责的；（二）未依法履行传染病疫情报告、通报职责，或者隐瞒、谎报、缓报传染病疫情的；（三）未主动收集传染病疫情信息，或者对传染病疫情信息和疫情报告未及时进行分析、调查、核实的；（四）发现传染病疫情时，未依据职责及时采取本法规定的措施的；（五）故意泄露传染病病人、病原携带者、疑似传染病病人、密切接触者涉及个人隐私的有关信息、资料的。

第六十九条

医疗机构违反本法规定，有下列情形之一的，由县级以上人民政府卫生行政部门责令改正，通报批评，给予警告；造成传染病传播、流行或者其他严重后果的，对负有责任的主管人员和其他直接责任人员，依法给予降级、撤职、开除的处分，并可以依法吊销有关责任人员的执业证书；构成犯罪的，依法追究刑事责任：（一）未按照规定承担本单位的传染病预防、控制工作、医院感染控制任务和责任区域内的传染病预防工作的；（二）未按照规定报告传染病疫情，或者隐瞒、谎报、缓报传染病疫情的；（三）发现传染病疫情时，未按照规定对传染病病人、疑似传染病病人提供医疗救护、现场救援、接诊、转诊的，或者拒绝接受转诊的；（四）未按照规定对本单位内被传染病病原体污染的场所、物品以及医疗废物实施消毒或者无害化处置的；（五）未按照规定对医疗器械进行消毒，或者对按照规定一次使用的医疗器具未予销毁，再次使用的；（六）在医疗救治过程中未按照规定保管医学记录资料的；（七）故意泄露传染病病人、病原携带者、疑似传染病病人、密切接触者涉及个人隐私的有关信息、资料的。

第七十条

采供血机构未按照规定报告传染病疫情，或者隐瞒、谎报、缓报传染病疫情，或者未执行国家有关规定，导致因输入血液引起经血液传播疾病发生的，由县级以上人民政府卫生行政部门责令改正，通报批评，给予警告；造成传染病传播、流行或者其他严重后果的，对负有责任的主管人员和其他直接责任人员，依法给予降级、撤职、开除的处分，并可以依法吊销采供血机构的执业许可证；构成犯罪的，依法追究刑事责任。非法采集血液或者组织他人出卖血液的，由县级以上人民政府卫生行政部门予以取缔，没收违法所得，可以并处十万元以下的罚款；构成犯罪的，依法追究刑事责任。

第七十一条

国境卫生检疫机关、动物防疫机构未依法履行传染病疫情通报职责的，由有关部门在各自职责范围内责令改正，通报批评；造成传染病传播、流行或者其他严重后果的，对负有责任的主管人员和其他直接责任人员，依法给予降级、撤职、开除的处分；构成犯罪的，依法追究刑事责任。

第七十二条

铁路、交通、民用航空经营单位未依照本法的规定优先运送处理传染病疫情的人员以及防治传染病的药品和医疗器械的，由有关部门责令限期改正，给予警告；造成严重后果的，对负有责任的主管人员和其他直接责任人员，依法给予降级、撤职、开除的处分。

第七十三条

违反本法规定，有下列情形之一，导致或者可能导致传染病传播、流行的，由县级以上人民政府卫生行政部门责令限期改正，没收违法所得，可以并处五万元以下的罚款；已取得许可证的，原发证部门可以依法暂扣或者吊销许可证；构成犯罪的，依法追究刑事责任：（一）饮用水供水单位供应的饮用水不符合国家卫生标准和卫生规范的；（二）涉及饮用水卫生安全的产品不符合国家卫生标准和卫生规范的；（三）用于传染病防治的消毒产品不符合国家卫生标准和卫生规范的；（四）出售、运输疫区中被传染病病原体污染或者可能被传染病病原体污染的物品，未进行消毒处理的；（五）生物制品生产单位生产的血液制品不符合国家质量标准的。

第七十四条

违反本法规定，有下列情形之一的，由县级以上地方人民政府卫生行政部门责令改正，通报批评，给予警告，已取得许可证的，可以依法暂扣或者吊销许可证；造成传染病传播、流行以及其他严重后果的，对负有责任的主管人员和其他直接责任人员，依法给予降级、撤职、开除的处分，并可以依法吊销有关责任人员的执业证书；构成犯罪的，依法追究刑事责任：（一）疾病预防控制机构、医疗机构和从事病原微生物实验的单位，不符合国家规定的条件和技术标准，对传染病病原体样本未按照规定进行严格管理，造成实验室感染和病原微生物扩散的；（二）违反国家有关规定，采集、保藏、携带、运输和使用传染病菌种、毒种和传染病检测样本的；（三）疾病预防控制机构、医疗机构未执行国家有关规定，导致因输入血液、使用血液制品引起经血液传播疾病发生的。

第七十五条

未经检疫出售、运输与人畜共患传染病有关的野生动物、家畜家禽的，由县级以上地方人民政府畜牧兽医行政部门责令停止违法行为，并依法给予行政处罚。

第七十六条

在国家确认的自然疫源地兴建水利、交通、旅游、能源等大型建设项目，未经卫生调查进行施工的，或者未按照疾病预防控制机构的意见采取必要的传染病预防、控制措施的，由县级以上人民政府卫生行政部门责令限期改正，给予警告，处五千元以上三万元以下的罚款；逾期不改正的，处三万元以上十万元以下的罚款，并可以提请有关人民政府依据职责权限，责令停建、关闭。

第七十七条

单位和个人违反本法规定，导致传染病传播、流行，给他人人身、财产造成损害的，应当依法承担民事责任。

第九章　附　则

第七十八条

本法中下列用语的含义：（一）传染病病人、疑似传染病病人：指根据国务院卫生行政部门发布的《中华人民共和国传染病防治法规定管理的传染病诊断标准》，符合传染病病人和疑似传染病病人诊断标准的人。（二）病原携带者：指感染病原体无临床症状但能排出病原体的人。（三）流行病学调查：指对人群中疾病或者健康状况的分布及其决定因素进行调查研究，提出疾病预防控制措施及保健对策。（四）疫点：指病原体从传染源向周围播散的范围较小或者单个疫源地。（五）疫区：指传染病在人群中暴发、流行，其病原体向周围播散时所能波及的地区。（六）人畜共患传染病：指人与脊椎动物共同罹患的传染病，如鼠疫、狂犬病、血吸虫病等。（七）自然疫源地：指某些可引起人类传染病的病原体在自然界的野生动物中长期存在和循环的地区。（八）病媒生物：指能够将病原体从人或者其他动物传播给人的生物，如蚊、蝇、蚤类等。（九）医源性感染：指在医学服务中，因病原体传播引起的感染。（十）医院感染：指住院病人在医院内获得的感染，包括在住院期间发生的感染和在医院内获得出院后发生的感染，但不包括入院前已开始或者入院时已处于潜伏期的感染。医院工作人员在医院内获得的感染也属医院感染。（十一）实验室感染：指从事实验室工作时，因接触病原体所致的感染。（十二）菌种、毒种：指可能引起本法规定的传染病发生的细菌菌种、病毒毒种。（十三）消毒：指用化学、物理、生物的方法杀灭或者消除环境中的病原微生物。（十四）疾病预防控制机构：指从事疾病预防控制活动的疾病预防控制中心以及与上述机构业务活动相同的单位。（十五）医疗机构：指按照《医疗机构管理条例》取得医疗机构执业许可证，从事疾病诊断、治疗活动的机构。

第七十九条

传染病防治中有关食品、药品、血液、水、医疗废物和病原微生物的管理以及动物防疫和国境卫生检疫，本法未规定的，分别适用其他有关法律、行政法规的规定。

第八十条

本法自2004年12月1日起施行。

附件 2

突发公共卫生事件应急条例

第一章 总 则

第一条 为了有效预防、及时控制和消除突发公共卫生事件的危害，保障公众身体健康与生命安全，维护正常的社会秩序，制定本条例。

第二条 本条例所称突发公共卫生事件（以下简称突发事件），是指突然发生，造成或者可能造成社会公众健康严重损害的重大传染病疫情、群体性不明原因疾病、重大食物和职业中毒以及其他严重影响公众健康的事件。

第三条 突发事件发生后，国务院设立全国突发事件应急处理指挥部，由国务院有关部门和军队有关部门组成，国务院主管领导人担任总指挥，负责对全国突发事件应急处理的统一领导、统一指挥。

国务院卫生行政主管部门和其他有关部门，在各自的职责范围内做好突发事件应急处理的有关工作。

第四条 突发事件发生后，省、自治区、直辖市人民政府成立地方突发事件应急处理指挥部，省、自治区、直辖市人民政府主要领导人担任总指挥，负责领导、指挥本行政区域内突发事件应急处理工作。

县级以上地方人民政府卫生行政主管部门，具体负责组织突发事件的调查、控制和医疗救治工作。

县级以上地方人民政府有关部门，在各自的职责范围内做好突发事件应急处理的有关工作。

第五条 突发事件应急工作，应当遵循预防为主、常备不懈的方针，贯彻统一领导、分级负责、反应及时、措施果断、依靠科学、加强合作的原则。

第六条　县级以上各级人民政府应当组织开展防治突发事件相关科学研究，建立突发事件应急流行病学调查、传染源隔离、医疗救护、现场处置、监督检查、监测检验、卫生防护等有关物资、设备、设施、技术与人才资源储备，所需经费列入本级政府财政预算。

国家对边远贫困地区突发事件应急工作给予财政支持。

第七条　国家鼓励、支持开展突发事件监测、预警、反应处理有关技术的国际交流与合作。

第八条　国务院有关部门和县级以上地方人民政府及其有关部门，应当建立严格的突发事件防范和应急处理责任制，切实履行各自的职责，保证突发事件应急处理工作的正常进行。

第九条　县级以上各级人民政府及其卫生行政主管部门，应当对参加突发事件应急处理的医疗卫生人员，给予适当补助和保健津贴；对参加突发事件应急处理作出贡献的人员，给予表彰和奖励；对因参与应急处理工作致病、致残、死亡的人员，按照国家有关规定，给予相应的补助和抚恤。

第二章　预防与应急准备

第十条　国务院卫生行政主管部门按照分类指导、快速反应的要求，制定全国突发事件应急预案，报请国务院批准。

省、自治区、直辖市人民政府根据全国突发事件应急预案，结合本地实际情况，制定本行政区域的突发事件应急预案。

第十一条　全国突发事件应急预案应当包括以下主要内容：

（一）突发事件应急处理指挥部的组成和相关部门的职责；

（二）突发事件的监测与预警；

（三）突发事件信息的收集、分析、报告、通报制度；

（四）突发事件应急处理技术和监测机构及其任务；

（五）突发事件的分级和应急处理工作方案；

（六）突发事件预防、现场控制，应急设施、设备、救治药品和医疗器械以及其他物资和技术的储备与调度；

（七）突发事件应急处理专业队伍的建设和培训。

第十二条 突发事件应急预案应当根据突发事件的变化和实施中发现的问题及时进行修订、补充。

第十三条 地方各级人民政府应当依照法律、行政法规的规定，做好传染病预防和其他公共卫生工作，防范突发事件的发生。

县级以上各级人民政府卫生行政主管部门和其他有关部门，应当对公众开展突发事件应急知识的专门教育，增强全社会对突发事件的防范意识和应对能力。

第十四条 国家建立统一的突发事件预防控制体系。

县级以上地方人民政府应当建立和完善突发事件监测与预警系统。

县级以上各级人民政府卫生行政主管部门，应当指定机构负责开展突发事件的日常监测，并确保监测与预警系统的正常运行。

第十五条 监测与预警工作应当根据突发事件的类别，制定监测计划，科学分析、综合评价监测数据。对早期发现的潜在隐患以及可能发生的突发事件，应当依照本条例规定的报告程序和时限及时报告。

第十六条 国务院有关部门和县级以上地方人民政府及其有关部门，应当根据突发事件应急预案的要求，保证应急设施、设备、救治药品和医疗器械等物资储备。

第十七条 县级以上各级人民政府应当加强急救医疗服务网络的建设，配备相应的医疗救治药物、技术、设备和人员，提高医疗卫生机构应对各类突发事件的救治能力。

设区的市级以上地方人民政府应当设置与传染病防治工作需要相适应的传染病专科医院，或者指定具备传染病防治条件和能力的医疗机构承担传染病防治任务。

第十八条 县级以上地方人民政府卫生行政主管部门，应当定期对医疗卫生机构和人员开展突发事件应急处理相关知识、技能的培训，定期组织医疗卫生机构进行突发事件应急演练，推广最新知识和先进技术。

第三章　报告与信息发布

第十九条　国家建立突发事件应急报告制度。

国务院卫生行政主管部门制定突发事件应急报告规范，建立重大、紧急疫情信息报告系统。

有下列情形之一的，省、自治区、直辖市人民政府应当在接到报告 1 小时内，向国务院卫生行政主管部门报告：

（一）发生或者可能发生传染病暴发、流行的；

（二）发生或者发现不明原因的群体性疾病的；

（三）发生传染病菌种、毒种丢失的；

（四）发生或者可能发生重大食物和职业中毒事件的。

国务院卫生行政主管部门对可能造成重大社会影响的突发事件，应当立即向国务院报告。

第二十条　突发事件监测机构、医疗卫生机构和有关单位发现有本条例第十九条规定情形之一的，应当在 2 小时内向所在地县级人民政府卫生行政主管部门报告；接到报告的卫生行政主管部门应当在 2 小时内向本级人民政府报告，并同时向上级人民政府卫生行政主管部门和国务院卫生行政主管部门报告。

县级人民政府应当在接到报告后 2 小时内向设区的市级人民政府或者上一级人民政府报告；设区的市级人民政府应当在接到报告后 2 小时内向省、自治区、直辖市人民政府报告。

第二十一条　任何单位和个人对突发事件，不得隐瞒、缓报、谎报或者授意他人隐瞒、缓报、谎报。

第二十二条　接到报告的地方人民政府、卫生行政主管部门依照本条例规定报告的同时，应当立即组织力量对报告事项调查核实、确证，采取必要的控制措施，并及时报告调查情况。

第二十三条　国务院卫生行政主管部门应当根据发生突发事件的情况，及时向国务院有关部门和各省、自治区、直辖市人民政府卫生行政主管部门以及军队有关部门通报。

突发事件发生地的省、自治区、直辖市人民政府卫生行政主管部门，应当及时向毗邻省、自治区、直辖市人民政府卫生行政主管部门通报。

接到通报的省、自治区、直辖市人民政府卫生行政主管部门，必要时应当及时通知本行政区域内的医疗卫生机构。

县级以上地方人民政府有关部门，已经发生或者发现可能引起突发事件的情形时，应当及时向同级人民政府卫生行政主管部门通报。

第二十四条 国家建立突发事件举报制度，公布统一的突发事件报告、举报电话。

任何单位和个人有权向人民政府及其有关部门报告突发事件隐患，有权向上级人民政府及其有关部门举报地方人民政府及其有关部门不履行突发事件应急处理职责，或者不按照规定履行职责的情况。接到报告、举报的有关人民政府及其有关部门，应当立即组织对突发事件隐患、不履行或者不按照规定履行突发事件应急处理职责的情况进行调查处理。

对举报突发事件有功的单位和个人，县级以上各级人民政府及其有关部门应当予以奖励。

第二十五条 国家建立突发事件的信息发布制度。

国务院卫生行政主管部门负责向社会发布突发事件的信息。必要时，可以授权省、自治区、直辖市人民政府卫生行政主管部门向社会发布本行政区域内突发事件的信息。

信息发布应当及时、准确、全面。

第四章 应急处理

第二十六条 突发事件发生后，卫生行政主管部门应当组织专家对突发事件进行综合评估，初步判断突发事件的类型，提出是否启动突发事件应急预案的建议。

第二十七条 在全国范围内或者跨省、自治区、直辖市范围内启动全国突发事件应急预案，由国务院卫生行政主管部门报国务院批准后实施。省、自治区、直辖市启动突发事件应急预案，由省、自治区、直辖市人民政府决定，并向国务院报告。

第二十八条　全国突发事件应急处理指挥部对突发事件应急处理工作进行督察和指导，地方各级人民政府及其有关部门应当予以配合。

省、自治区、直辖市突发事件应急处理指挥部对本行政区域内突发事件应急处理工作进行督察和指导。

第二十九条　省级以上人民政府卫生行政主管部门或者其他有关部门指定的突发事件应急处理专业技术机构，负责突发事件的技术调查、确证、处置、控制和评价工作。

第三十条　国务院卫生行政主管部门对新发现的突发传染病，根据危害程度、流行强度，依照《中华人民共和国传染病防治法》的规定及时宣布为法定传染病；宣布为甲类传染病的，由国务院决定。

第三十一条　应急预案启动前，县级以上各级人民政府有关部门应当根据突发事件的实际情况，做好应急处理准备，采取必要的应急措施。

应急预案启动后，突发事件发生地的人民政府有关部门，应当根据预案规定的职责要求，服从突发事件应急处理指挥部的统一指挥，立即到达规定岗位，采取有关的控制措施。

医疗卫生机构、监测机构和科学研究机构，应当服从突发事件应急处理指挥部的统一指挥，相互配合、协作，集中力量开展相关的科学研究工作。

第三十二条　突发事件发生后，国务院有关部门和县级以上地方人民政府及其有关部门，应当保证突发事件应急处理所需的医疗救护设备、救治药品、医疗器械等物资的生产、供应；铁路、交通、民用航空行政主管部门应当保证及时运送。

第三十三条　根据突发事件应急处理的需要，突发事件应急处理指挥部有权紧急调集人员、储备的物资、交通工具以及相关设施、设备；必要时，对人员进行疏散或者隔离，并可以依法对传染病疫区实行封锁。

第三十四条　突发事件应急处理指挥部根据突发事件应急处理的需要，可以对食物和水源采取控制措施。

县级以上地方人民政府卫生行政主管部门应当对突发事件现场等采取控制措施，宣传突发事件防治知识，及时对易受感染的人群和其他易受损害的人群采取应急接种、预防性投药、群体防护等措施。

第三十五条　参加突发事件应急处理的工作人员，应当按照预案的规定，采取卫生防护措施，并在专业人员的指导下进行工作。

第三十六条　国务院卫生行政主管部门或者其他有关部门指定的专业技术机构，有权进入突发事件现场进行调查、采样、技术分析和检验，对地方突发事件的应急处理工作进行技术指导，有关单位和个人应当予以配合；任何单位和个人不得以任何理由予以拒绝。

第三十七条　对新发现的突发传染病、不明原因的群体性疾病、重大食物和职业中毒事件，国务院卫生行政主管部门应当尽快组织力量制定相关的技术标准、规范和控制措施。

第三十八条　交通工具上发现根据国务院卫生行政主管部门的规定需要采取应急控制措施的传染病病人、疑似传染病病人，其负责人应当以最快的方式通知前方停靠点，并向交通工具的营运单位报告。交通工具的前方停靠点和营运单位应当立即向交通工具营运单位行政主管部门和县级以上地方人民政府卫生行政主管部门报告。卫生行政主管部门接到报告后，应当立即组织有关人员采取相应的医学处置措施。

交通工具上的传染病病人密切接触者，由交通工具停靠点的县级以上各级人民政府卫生行政主管部门或者铁路、交通、民用航空行政主管部门，根据各自的职责，依照传染病防治法律、行政法规的规定，采取控制措施。

涉及国境口岸和入出境的人员、交通工具、货物、集装箱、行李、邮包等需要采取传染病应急控制措施的，依照国境卫生检疫法律、行政法规的规定办理。

第三十九条 医疗卫生机构应当对因突发事件致病的人员提供医疗救护和现场救援，对就诊病人必须接诊治疗，并书写详细、完整的病历记录；对需要转送的病人，应当按照规定将病人及其病历记录的复印件转送至接诊的或者指定的医疗机构。

医疗卫生机构内应当采取卫生防护措施，防止交叉感染和污染。

医疗卫生机构应当对传染病病人密切接触者采取医学观察措施，传染病病人密切接触者应当予以配合。

医疗机构收治传染病病人、疑似传染病病人，应当依法报告所在地的疾病预防控制机构。接到报告的疾病预防控制机构应当立即对可能受到危害的人员进行调查，根据需要采取必要的控制措施。

第四十条 传染病暴发、流行时，街道、乡镇以及居民委员会、村民委员会应当组织力量，团结协作，群防群治，协助卫生行政主管部门和其他有关部门、医疗卫生机构做好疫情信息的收集和报告、人员的分散隔离、公共卫生措施的落实工作，向居民、村民宣传传染病防治的相关知识。

第四十一条 对传染病暴发、流行区域内流动人口，突发事件发生地的县级以上地方人民政府应当做好预防工作，落实有关卫生控制措施；对传染病病人和疑似传染病病人，应当采取就地隔离、就地观察、就地治疗的措施。对需要治疗和转诊的，应当依照本条例第三十九条第一款的规定执行。

第四十二条 有关部门、医疗卫生机构应当对传染病做到早发现、早报告、早隔离、早治疗，切断传播途径，防止扩散。

第四十三条 县级以上各级人民政府应当提供必要资金，保障因突发事件致病、致残的人员得到及时、有效的救治。具体办法由国务院财政部门、卫生行政主管部门和劳动保障行政主管部门制定。

第四十四条　在突发事件中需要接受隔离治疗、医学观察措施的病人、疑似病人和传染病病人密切接触者在卫生行政主管部门或者有关机构采取医学措施时应当予以配合；拒绝配合的，由公安机关依法协助强制执行。

第五章　法律责任

第四十五条　县级以上地方人民政府及其卫生行政主管部门未依照本条例的规定履行报告职责，对突发事件隐瞒、缓报、谎报或者授意他人隐瞒、缓报、谎报的，对政府主要领导人及其卫生行政主管部门主要负责人，依法给予降级或者撤职的行政处分；造成传染病传播、流行或者对社会公众健康造成其他严重危害后果的，依法给予开除的行政处分；构成犯罪的，依法追究刑事责任。

第四十六条　国务院有关部门、县级以上地方人民政府及其有关部门未依照本条例的规定，完成突发事件应急处理所需要的设施、设备、药品和医疗器械等物资的生产、供应、运输和储备的，对政府主要领导人和政府部门主要负责人依法给予降级或者撤职的行政处分；造成传染病传播、流行或者对社会公众健康造成其他严重危害后果的，依法给予开除的行政处分；构成犯罪的，依法追究刑事责任。

第四十七条　突发事件发生后，县级以上地方人民政府及其有关部门对上级人民政府有关部门的调查不予配合，或者采取其他方式阻碍、干涉调查的，对政府主要领导人和政府部门主要负责人依法给予降级或者撤职的行政处分；构成犯罪的，依法追究刑事责任。

第四十八条　县级以上各级人民政府卫生行政主管部门和其他有关部门在突发事件调查、控制、医疗救治工作中玩忽职守、失职、渎职的，由本级人民政府或者上级人民政府有关部门责令改正、通报批评、给予警告；对主要负责人、负有责任的主管人员和其他责任人员依法给予降级、撤职的行政处分；造成传染病传播、流行或者对社会公众健康造成其他严重危害后果的，依法给予开除的行政处分；构成犯罪的，依法追究刑事责任。

第四十九条　县级以上各级人民政府有关部门拒不履行应急处理职责的，由同级人民政府或者上级人民政府有关部门责令改正、通报批评、给予警告；对主要负责人、负有责任的主管人员和其他责任人员依法给予降级、撤职的行政处分；造成传染病传播、流行或者对社会公众健康造成其他严重危害后果的，依法给予开除的行政处分；构成犯罪的，依法追究刑事责任。

第五十条　医疗卫生机构有下列行为之一的，由卫生行政主管部门责令改正、通报批评、给予警告；情节严重的，吊销《医疗机构执业许可证》；对主要负责人、负有责任的主管人员和其他直接责任人员依法给予降级或者撤职的纪律处分；造成传染病传播、流行或者对社会公众健康造成其他严重危害后果，构成犯罪的，依法追究刑事责任：

（一）未依照本条例的规定履行报告职责，隐瞒、缓报或者谎报的；

（二）未依照本条例的规定及时采取控制措施的；

（三）未依照本条例的规定履行突发事件监测职责的；

（四）拒绝接诊病人的；

（五）拒不服从突发事件应急处理指挥部调度的。

第五十一条　在突发事件应急处理工作中，有关单位和个人未依照本条例的规定履行报告职责，隐瞒、缓报或者谎报，阻碍突发事件应急处理工作人员执行职务，拒绝国务院卫生行政主管部门或者其他有关部门指定的专业技术机构进入突发事件现场，或者不配合调查、采样、技术分析和检验的，对有关责任人员依法给予行政处分或者纪律处分；触犯《中华人民共和国治安管理处罚法》，构成违反治安管理行为的，由公安机关依法予以处罚；构成犯罪的，依法追究刑事责任。

第五十二条　在突发事件发生期间，散布谣言、哄抬物价、欺骗消费者，扰乱社会秩序、市场秩序的，由公安机关或者工商行政管理部门依法给予行政处罚；构成犯罪的，依法追究刑事责任。

第六章　附　则

第五十三条　中国人民解放军、武装警察部队医疗卫生机构参与突发事件应急处理的，依照本条例的规定和军队的相关规定执行。

第五十四条　本条例自公布之日起施行。

参考文献

[1] Yvonne Xinyi Lim, Yan Ling Ng, James P. Tam, et al. Human coronaviruses: a review of virus-host interactions[J]. Diseases, 2016, 4(3): 26.

[2] Lu Roujian, Zhao Xiang, Li Juan, et al. Genomic characterization and epidemiology of 2019 novel coronavirus: implications for virus origins and receptor binding [EB/OL]. The Lancet (2020 – 01 – 29)[2020 – 02 – 20]. https://www. thelancet. com/journals/lancet/article/PIIS0140 – 6736(20)30251 – 8/fulltext.

[3] Xu Zhe, Shi lei, Wang Yijin, et al. Pathological findings of COVID – 19 associated with acute respiratory distress syndrome [EB/OL]. The Lancet Respiratory Medicine (2020 – 02 – 18) [2020 – 02 – 20]. https:// www. thelancet. com/journals/lanres/article/PIIS2213 – 2600(20)30076 – X/fulltext.

[4] US Department of Health and Human Services. 2009 H1N1 influenza improvement plan. Washington DC: US Department of Health and Human Services,2012.

[5] Marais F. Participatory public health research: the process of community engagement in research partnerships[J]. Pimatisiwin,2007,5(2):77 – 106.

[6] Chang C, Minkler M, Salvatore A L, et al. Studying and addressing urban immigrant restaurant worker health and safety in San Francisco's Chinatown district: a CBPR case study. Journal of Urban Health: Bulletin of the New York Academy of Medi-

cine,2013,90(6),1026-1040.

［7］周旺.新型冠状病毒肺炎预防手册［M］.武汉:湖北科学技术出版社,2020.

［8］张伟,向天新,刘珉玉.新型冠状病毒肺炎医院感染防控手册［M］.北京:化学工业出版社,2020.

［9］鲍勇,施榕.重大传染病防治教程:SARS 的预防与治疗［M］.北京:高等教育出版社,2003.

［10］国家卫生健康委员会.新型冠状病毒肺炎诊疗方案(试行第六版).2020 年 2 月 19 日.

［11］冯静静.甲型 H1N1 流感的社区防控［D］.天津:天津医科大学,2011.

［12］民政部,国家卫生健康委.关于深入学习贯彻习近平总书记重要指示精神 进一步做好城乡社区疫情防控工作的通知(民发〔2020〕13 号).

［13］疾病预防控制局.关于加强新型冠状病毒感染的肺炎疫情社区防控工作的通知(肺炎机制发〔2020〕5 号).

［14］疾病预防控制局.关于依法科学精准做好新冠肺炎疫情防控工作的通知(联防联控机制发〔2020〕28 号).

［15］习近平.全面提高依法防控依法治理能力 健全国家公共卫生应急管理体系［J］.求是,2020(5).

［16］刘素珍,李继平,刘常清,等.新型冠状病毒感染疫情的社区防控［J］.中国胸心血管外科临床杂志,2019,26(3):237-240.

［17］史军有.个体化健康教育在对社区居民进行传染病防控工作中的应用效果分析［J］.当代医药论丛,2018,16(4):227-228.

［18］项继权.城乡基层疫情防控中的群防与自治［N］.中国社会科学报,2020-02-17(002).

［19］王德福.社区疫情防控要抓紧补短板［N］.环球时报,2020-02-06(007).

［20］郭广银.社区疫情防控这根弦不能松［N］.经济日报,2020 –
　　　02 – 14(003).

［21］周绿林,张磊,范梦颖.充分发挥社区在疫情防控中的作用
　　　［N］.中国人口报,2020 – 3 – 11.